The EFT Manual

Emotional Freedom Techniques: The Official Manual

1分間ですべての悩みを解放する!

公式EFTマニュアル

ゲアリー・クレイグ 著
Gary Craig

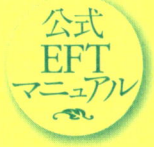

ブレンダ 監訳
Brenda

山崎直仁 訳
Naohito Yamasaki

春秋社

監訳者まえがき——日本の読者に向けて

まずはじめに、ＥＦＴを世界中に送りだしてくださったゲアリー・クレイグさんには深い敬意を表すると共に、心から感謝しています。

ゲアリーさんの熱心な探求そして研究により私たちはＥＦＴを知るようになり、そこから自由に環境や状況に合わせて工夫する許可をいただきました。その寛大な気持ちを心から感謝しています。いまでは公にはＥＦＴの活動をお休みなされていますが、これまでの世界への貢献は、引き続き多くの方々の役に立つことと思います。

私がＥＦＴについて初めて知ったのは一九九八年でした。その翌年すぐにＥＦＴプラクティショナーとなり、その後ゲアリーさんと電話で数回お話しをし、必ずＥＦＴを日本中の方々に紹介しますと約束をして、その約束の第一歩を果たせたのがＥＦＴ－Ｊａｐａｎを誕生させた二〇〇四年でした。

それ以来、本当に多くの方々との出会いがあり、私の人生はいくつもの波を乗り越えながら、進んでいます。現在私の周囲にいらっしゃる人々も一〇年前とは大きく変わっています。別れもあれば、出会いもあり、時には涙することもあり、それが後に笑顔を呼ぶこともありました。そして、私の心が大きく揺れ動いているとき、支えとなったのはＥＦＴです。

ＥＦＴそして引き寄せの法則について全国で伝えるようになり、まずは自分自身が手本にならなければというプレッシャーの中で、そのプレッシャーそのものにＥＦＴをすることで、自分らしい生き方を手にすることができました。「〜しなければいけない」という迷路のなかで初めは迷ってばかりでしたが、迷っているという感覚そのものが自分を止めているということに気づき、「迷っていると思っている」という障害をＥＦＴで取ることの大切さをいままでも学ぶことができています。

学びには終わりはなく、終わってしまっては成長しなくなるものです。体験や経験も同じですよね。日々の中で新しい学び、新しい経験、新しい出会いがあってこそ、私たちは後に振り返ったときに、たくさんの貴重な体験をさせていただいたことを理解することができるようになります。

それでも、現実には、その体験が辛いものであると感じている時は逃げたい、または隠れたい気持ちになることがしばしばあります。私自身もいくつもの辛い別れや試されているような体験や試練を目の前にしたときには同じように逃げたい、布団をかぶって隠れていたいと思いました。

ＥＦＴを知ってすぐは、自分自身のためというよりは、この素晴らしいツールをどのようにして日本の皆さんに紹介できるだろうか、またどのように日本の習慣に合わせて工夫できるだろうかと考え、自分のことを後回しにしていましたが、実際に皆さんのお役にたてる内容に近づけることができたのは、やはり自分自身の問題にＥＦＴを使用するようになってからでした。


はじめは「自分が置かれている状況を理解しなければ」というエゴの語りかけに惑わされ、思考が満足する答えを探しながら、相手の気持ちになって考えたり、状況を別の角度から見るようにしたりしながら、自分で納得できるようにしていました。

この方法でも、もちろんたくさんの答えを見出すことができ、時には納得することもありましたが、結果的には解決になっていなかったものもあり、ようやく自分が求めている救済は外にはなかったことに気づかされたのです。


求めていたものは自分自身の中にありました。

これはスピリチュアルなニュアンスだけではなく、ＥＦＴでいうエネルギー、思考と感情そして身体が創り出し、そして動かしているエネルギーに答えがあることに気づくことができたのです。

いま手にしていただいているこの本を数年前に初めて原語で読んだ時、それまで学んでいて、使いこなしてきたはずのEFTの深さがようやくわかった気がしました。**自分を苦しめてきたのは外の環境や生活の状況、また身近な人ではなく、そのことを考えそして感じている自分自身の身体の中で感じる「エネルギー」だったのです。**

この気づきは私にとっては大きな解放感を与え、そこから物事に対する受け入れ方が変わり、日々の生活の中で自由を得ることができるようになりました。

この本を監修するにあたり、そのことを再び思い出させていただき、とても感謝しています。十数年のEFTとの関わりの中で、皆さんに伝えることを意識していると、自分自身のことを忘れてしまうことがあります。そんなときにこの本を皆さんに紹介できる機会が与えられ、伝えることそして自分自身を見直すことの二つの大事なことを一緒に行うことができとても幸せに感じています。皆さまに感謝します。

現在、EFT-JapanそしてボランティァEFT団体として新しく誕生したEFT Relief Japanの代表をさせていただきながら、さらに学び続けている毎日です。EFT Relief Japanは東日本大震災をきっかけに誕生しましたが、仙台を中心にE

FTをシンプルに用いる方法を伝えようと活動しております。EFTを紹介しながら、多くの笑顔をいただき、人としての力強さを感じさせていただいています。

辛い時だからこそ、小さな笑顔も見逃さない、感謝を頭ではなく心で感じる、そしてお互いを大切にしていくことを意識することで、辛いと思っている自分自身が大きく解放されることを皆さんとの出会いの中でさらに学ばせていただいています。

EFTは素晴らしいツールです。でも、どのようなツールもその使い手によって形になるものが変わってきます。この本の中で紹介されているEFTは欧米人の習慣そして見解を元に書かれているものもありますので、なかには日本の人にはピンとこないものもあるかもしれません。それでも、土台となっているのは「人間」の思考、心、そして身体を基本に考えられていますので、ぜひあらゆるものに試していただきたいと思います。

EFTはすべての方に使用できるとても安全なツールです。それでも、使用する内容によっては専門家に相談をしながら行うことが必要な場合もあります。この本はEFTに初めて出会う方はもちろんですが、これまでに講座などで正式にEFTを学び、そして仕事（プラクティショナー）として日々使われている皆さんにとっても学びの多い内容があります。

EFTは感情に語りかけるツールでもありますので、たとえば震災などで大きな悲しみを感じていらっしゃる被災者の皆さんは、その辛い悲しみにご自身でEFTを行うことはおすすめしません。心の傷は身体の傷と同じように、触れることによってより痛むことがあります。さらに激しく痛みだした時に、パニックになって自分ではどのように対応してよいのかが解らなくなることがあり、辛さがよけいに苦しくなってしまう可能性があります。

心深くに刻まれているような辛い内容であれば、ぜひ専門家の方にご相談しながら、一番安全な形でご使用なされてください。

それでも、酷く辛い思いがあるからと言ってＥＦＴをまったく使用してはいけないということでもありません。実際、日常生活の中で大きく役立つことがたくさんあります。日々のストレスからくる頭痛、肩こり、腰の痛み、寝不足、胃腸の具合、ねんざ、皮膚のかゆみ、食欲不振など、どんな些細な悩みや痛み、苦しみであっても、ぜひＥＦＴを試していただきたいと思います。

また、ＥＦＴ－Ｊａｐａｎのホームページには日本語で学んでいただけますように、無料でＥＦＴの動画、音声内容、そしてプリントできる資料を多数置いています。ぜひ一度http://www.EFT-japan.com をご覧になってください。本公式マニュアルとは少し違って、日本の方向けに再編したＥＦＴについて詳しく知ることができます。

ＥＦＴ－Ｊａｐａｎでお勧めしているＥＦＴのやり方などについては、『すべての望みを引き寄せる法則』（春秋社刊）にわかりやすくまとめてありますので、興味を持たれた方はそちらもぜひお読みください。

ここでお伝えした注意点を守りながら使用していただくことで、心身ともに大きな解放感そして自由を得られるようになられると思います。人の自然の姿は喜びです。しかし、人として成長していく段階で、たくさんの「いらないもの」が付着してしまっている私たちがいます。ＥＦＴはそうした心と体のいらないものを掃除してくれる素晴らしいツールです。

自分自身の考え方そして感じ方で、もういらないと気づいたものがありましたら、ぜひこのツールを使用してください。いらないものが取れたときのスッキリした感覚を味わい、ホッとした気持ちを感じ取っていただきたいと思います。お掃除は時には大変に思うことはありますが、終わったときの爽快感を感じれば「掃除してよかった！」と思うものですよね。ＥＦＴも同じです。

自分のケアをすることは時には面倒と思ったり、あらためて時間を取るのを忘れたりしますが、ぜひこの本を手にしたことをきっかけにご自身の心身をスッキリ、気持ち良くしていただきたいと思います。そして、このツールを一生の友として、ぜひ思い出しては日々使っていただきたいと思います。

日本中がいま、幸せのエネルギーを必要としています。

そして、私たち一人一人がその必要性に貢献できます。でも、まずは自分が幸せを感じることから貢献の道はスタートするのです。幸せは私たちの特権です。**幸せは誰かが与えてくださるものではなく、自分自身で創造し、感じるものです。**楽しい未来を創造するのは自分自身です。そしてその未来をさらにシェアできるのも自分であり、一方でそれを邪魔するのも自分自身です。EFTで「邪魔な考え方・感じ方」を取り除いて、多くの人との望み通りの未来をぜひ楽しみにしてください。

それがあなたの特権です。

最後に春秋社の神田明社長はじめ、編集担当の江坂祐輔氏、この本をみなさまの手にお届けするまでにご協力くださった皆さまに感謝を述べたいと思います。春秋社では、EFTそして引き寄せの法則関連の本を数冊出版させていただいていますが、いつも想いが通じあい、心地の良い流れを体験させていただいています。本当にありがとうございます。

また、『ザ・モーゼス・コード』『古代ハワイアンの教え　フナ』に続いて三冊目の翻訳をしてくださった山崎直仁さんの訳は、読んでくださる皆さまへの想いを感じさせる内容となっていることをいつも感じています。ご自身もEFTを熱心に使用なされているので、この本の翻訳もみなさまがどのように使用なされるか、また感じるかを十分に考慮しながら書かれています。その温かい想い、そして素晴らしい翻訳に感謝しています。

ＥＦＴはツールです。そしてそのツールに愛と思いやりが加わることでより多くの幸せを創り出すことができると私は信じています。この本を手にしているみなさまを通して、さらに幸せのエネルギーが日本中に広まっていくことを楽しみにしています。

感謝と愛を込めて。

ＥＦＴ－Ｊａｐａｎ代表
ブレンダ

1分間ですべての悩みを解放する！——公式　EFTマニュアル

目次

1分間ですべての悩みを解放する！――公式 ＥＦＴマニュアル

謝辞

私たちはいま、ヒーリングの領域にそびえ立つ巨大な塔の入り口に立っているところです。そして、その巨大な塔は「エネルギー心理学（エネルギー・サイコロジー）」という領域を象徴しています。残念なことに、その塔を築き上げることに力を尽した人々に私たちがめぐり合うことは決してありません。なぜなら、彼らがこの巨大な塔の本質的な土台を築きあげたのは、いまから五〇〇〇年以上も前だったからです！

これらの才知に長けた人々は、体内をくまなく巡る繊細なエネルギーの流れを発見し、その地図を作り上げました。そして、その微細なエネルギーは鍼《しんきゅう》灸治療と呼ばれる療法の中心的要素となり、その療法は現代においても世界的広がりを見せています。また、この繊細なエネルギーはEmotional Freedom Techniques（EFT：感情解放テクニック）でも中心的な要素となっており、その点でＥＦＴ《イー・エフ・ティー》と鍼灸治療は親類関係にあるといえます。

そして近年、他の人々の素晴らしい業績によって、鍼灸治療などの伝統的ヒーリングテクニックはより進化していきました。その主要な業績の一つは、ジョージ・グッドハート博士によるものです。彼はEFTの先駆けともいえるアプライド・キネシオロジーの分野で数々の素晴らしい貢献を成し遂げました。

ジョン・ダイアモンド博士の研究も偉大な賞賛に値するものです。私が知る限り、博士はその繊細なエネルギーの利用について書き記した最初の精神科医のひとりです。彼の先進的な考え方とキネシオロジーを基にした進歩的なアイデアの数々は、ヒーリングの巨大な塔に新たな基礎を築くものでした。

そして、ロジャー・キャラハン博士によって、私はエネルギータッピングの手順を知ることになりました。その経験が私をEFTの開発に促したのであり、彼はその開発の歴史の賞賛のすべてに値します。彼はタッピングという考え方の多くを人々にもたらした第一人者であり、心理学という分野での職業的なプレッシャーにもかかわらずそれをオープンにした人物です。これまでの常識という根深い思い込みの中を、彼が大いなる確信と共に突き進んだことに、私たちは感謝すべきでしょう。キャラハン博士の熱心な活動がなければ、この「興味深いこと」は単なる理論の一つで終わっていたかもしれないのです。

先人たちが築いた偉大な基礎の上に、私も一つのことを控えめに付け加えました。エネルギー・サイコロジーの領域は急速に拡がっており、そこには新たに開拓された領域にはつきものの「複雑さ」が残されていました。そこで私は、その不必要な複雑さを減らすための取り組みを行ったのです。その結果であるEFTはシンプルで洗練されたエネルギータッピングの手順であり、専門家だけでなく一般の人々にとってもさまざまな問題に適用することができるものとなりました。

私はEFTの開発に二〇〇万ドル以上の費用と三万時間以上を捧げてきましたが、二〇一〇年六月にEFTに関する活動から公式に退きました。EFTはなんの制約もない状態で世界に提供されています。あなたは自分自身のアイデアを、自由にこの強固な土台に付け加えることができるのです。

ゲアリー・クレイグ

イントロダクション——ヒーリングにおける可能性の宮殿へようこそ

私たちを『内なる平和』へと導く心のかけ橋。
私たちはともにそれを築くでしょう。

私たちは〝感情の自由〟を目指して、いま旅立とうとしています。その旅は、あなたがこれまでに経験したことがないものだということをお約束します。それは幻で終わる魔法の絨毯のおとぎ話ではありません。私たちが何百万という人々に行ったように、現実の結果をもたらすリアルな活動なのです。

EFTによってあなた自身を制限する不安、恐怖症、トラウマ的記憶、怒り、罪悪感、悲嘆といったあらゆる感情について、それらを解消する能力が実際に高まっていくでしょう。そのために高額なセッションや何年にもわたる苦闘は必要ありません。ネガティブな感情のもっとも強烈なものでさえ、数分の内に消え去ることも珍しくはないのです。

このマニュアルに書かれている内容をぜひマスターしてください。多くの人々のさまざまな問題に対して継続的にEFT《イー・エフ・ティー》（Emotional Freedom Techniques：エモーショナル・フリーダム・テクニック：感情解放テクニック）を行うことで、考えられないほどの成果が数多く生み出されたという事実があります。これによって、あなたのヒーリングに対する見方は永遠に変わってしまうことでしょう。

さらに、EFTに精通した医師であれば、身体的健康の問題に対する最初の対応として投薬、手術、放射線治療などを勧める前にEFTを使うことを考えてみるでしょう。

「まずはEFTを試してみたらどうだろう」

EFTという興味深いプロセスに慣れ親しんだ人々は、しばしばそのように問いかけます。何人もの賢明な医師たちがEFTについて学んでいます。そしていまや、彼らが最初に注目するのは患者の感情面の状態です。彼らは、数多くの病の根底に未解決の感情的トラウマが存在しており、そのトラウマの層を取り除くことで回復への扉が開かれることを知っているのです。

そのような医師や、EFTを体験した人々は、感情の問題を解決することが、しばしば非常に深い身体の回復をもたらすことを理解しています。視力の回復、頭痛の解消、ガンの痛みや症状の治癒……。これらが現実となるのは、ＥＦＴが病の原因である感情と経絡《けいらく》のエネルギーの混乱に直に取り組むからです。これらは、現代の西洋医学ではほとんど取り上げられてきませんでした。そして、この原因こそがＥＦＴの中心となる要素であり、あなたが学ぼうとしているものなのです。

ＥＦＴは感情的な問題だけでなく、身体的問題にもめざましい効果を発揮します。しかし、この本では感情面でのヒーリングを強調しているため、身体的なヒーリングについては深くカバーしていません。それは、あらゆる疾患や不調の根底には感情とエネルギーの問題があり、その問題が感情面／身体面のどちらで現れたとしても、私たちが理解し取り組む原因は共通しているからです。

ＥＦＴが幅広い問題に適用できることをご理解いただくため、このマニュアルの全体を通じて折に触れて身体的なヒーリングを取り上げています。しかしながら、その記述は資格を持った医師によるアドバイスに取って代わることを意図するものではありません。この未知なる旅を始めるにあたり、何らかの持病をお持ちの方は、かかりつけの医師や医療従事者に相談なさることを強くおすすめします。

◉——安全なアプローチ

ＥＦＴの手順は常識的なものです。これは、使い方が簡単であり、手順を適切に行う限りネガティブな副作用がないということを意味します。これは以下の理由からも明らかです。

・手術などの外科的な手順は存在しません。
・針は使いません。
・薬も含めて化学薬品は使いません。
・体を強く押したり、引いたりすることはありません。

そのかわり、感情的な記憶に意識を向けながら行うタッピング（特定のポイントを指先でトントンと叩くこと）、ハミング、数字のカウント、視線をぐるりと回すといった安全な手順があります。多くの人々にとってＥＦＴの好ましい特徴の一つは、ほとんど（あるいはまったく）痛みを感じることなく行うことができるということです。

そのため、以下のような領域で気軽に試してみることができます。

・セラピスト（自宅で継続的に行うセルフケアの方法としてクライアントに教える）
・教師（生徒と一緒に行う方法として）
・スポーツコーチ（選手と一緒に行う方法として）
・親（子どもたちと一緒に行う方法として）
・医師（患者とともに行うペインマネージメントの一環として）
・マッサージ治療家（従来の施術と組み合わせることで、その効果を高め持続させる手助けとして）
・スピリチュアルリーダー（ヒーリングを必要としている人たちに行う方法として）

その他にも、カイロプラクター、鍼灸師、ホメオパスといった方々が施術の効果を高めるために用いているだけでなく、クライアントにセルフケアの方法としてEFTを教えています。そして、これまでに二〇〇万人以上もの人々がEFTを用いていますが、EFTを用いることで何らかの問題が発生したという報告は一パーセントにも及びません。

しかしながらEFTは、その歴史が二〇年未満の若者であり、私たちはより多くのことを学ばなければなりません。EFTを行うことがその人にとって害となる可能性も否定できないのです。ですから、EFTを行うときには適切な注意を怠ってはなりません。これらのテクニックがもたらす興奮は私たちを魅了するものです。しかし、あなたはその興奮の中にあっても、常識から来る警告を重視する必要があります。

第一に、適切なトレーニングや資格を持たない状態で、深刻な心理的問題を抱えた人々にＥＦＴを行うことは避けてください。ある人々は非常に強いトラウマや虐待を経験しており、それらは多重人格、パラノイア（偏執症、被害妄想）、統合失調症やその他の精神障害といった深刻な心理的問題を引き起こしています。ＥＦＴはそのような深刻なケースでも効果を発揮してきましたが、十分な経験と資格を持った専門家でない限り、そのような人々に対してＥＦＴを行うべきではありません。

このルールを理解していただく理由は、強い感情を伴った過去の出来事を思い出すことで、クライアントによっては何らかの拒否反応を示す場合があるからです。そして、アブリアクション（無意識的に抑圧されている記憶や感情の意識化や再現がなされる現象）によってコントロールを失ったクライアントが自分や他の人を傷つけようとした場合、鎮静剤や入院といった措置が必要になる可能性もあります。ＥＦＴにどれほどの情熱を持っているかに関わらず、これが専門家の領域であることは明らかであり、経験がない状態でこのような領域に踏み込むのは適切ではありません。

第二に、ＥＦＴを行う過程で辛い記憶を思い出したとき、しばしば通常の反応として涙が流れたり、他のなんらかの感情的反応が現れることがあります。また、身体の痛みが一時的に「よりひどくなる」ことも稀ではありません。深い経験と熟練を重ねた専門家であればその反応を正常なものとみなし、問題の解決をより促進するため、ＥＦＴに関する自らの幅広い知識を活用していくでしょう。

しかし、こういった反応が繰り返されるようであれば、常識を持った判断を下さなければなりません。ＥＦＴｅｒ（ＥＦＴを行う人）として自分自身や他の人にＥＦＴを行う場合、その内容が手に負えないと感じるのであれば、医師や資格を持ったメンタルヘルスの専門家の助けを求めてください。これらの難しい問題を扱う場合の専門的ガイダンスがＥＦＴ倫理規定としてアメリカのウェブページに掲載されています。この規程には常に従ってください。

◉――この本の使い方

まず、このイントロダクションの内容に目を通してください。そうすることで時間を節約し、より効率的にＥＦＴを学ぶことができます。

新しいことを学び始める場合、私たちは一般的に、マニュアルの気になる部分を斜め読みしたら、すぐにケーススタディーの事例を学ぼうとすることがよくあります（私自身もその一人です）。それは理解できるのですが、もしＥＦＴを真剣に学ぼうとするのであれば、このマニュアルを順番に読み進めることを強くおすすめします。

たとえば、マニュアルのＰａｒｔ－２では、ＥＦＴの所要時間を五〇パーセント短縮できるショートカットの手順について説明していますが、このショートカットの手順はその前のページで説明されている概念がベースとなっています。そのため、それ以前に説明されている要素を順番に吸収していなければ、この方法を真に理解することはできません。さらに、重要な用語である「アスペクト」、「心理的逆転《しんりてきぎゃくてん》」、「リフレーミング」の意味を適切に理解するには、その背景となる概念を掴んでいることが不可欠です。

そのような理由から、このマニュアルの内容を書かれた順序の通りに読み進めることを強くおすすめします（あなたが経験豊かなセラピストであったとしてもです）。実際のところ、このマニュアルはバラバラに読むよりも、先頭から目を通す方が理解しやすい構成になっています。EFTをスムーズに学ぶため、まずはPart－1を順番に読み進めてください。Part－1のメインである「EFTの科学的裏付け」、「ベーシックレシピ（基本手順）」の章ではEFTの基礎となるヒーリングの手順と、信頼できる科学的根拠について詳細に述べています。この部分がEFTの基本であり、学習を加速するジャンプ台となります。

Part－1の内容を十分に学んだら、Part－2へと進みましょう。Part－2も順番に読み進めてください。Part－2では成功を妨げる要因、ショートカット、EFTで効果を上げるためのさまざまなヒントについて学ぶことができます。

付録では、ベーシックレシピの完全な手順、EFTフローチャートなどについて紹介しています。EFTは一度マスターしてしまえば、いつまでも使えるシンプルなテクニックですが、あなた自身のスキルとそこから生み出される結果は、継続的なトレーニングと体験によって常に高められていくのです。

◉――エンジニアの視点から「心理学の科学」を見ると

この本を書いている私は、スタンフォード大学を卒業したエンジニアです。名前の前に長い肩書きが付くような心理学者ではありません。人々は私のことを博士ではなくゲアリーと呼びます。もしあなたが伝統的な価値観の持ち主だとしたら、それを気になさるかもしれません。単なるエンジニアが心理学の領域に入って何ができるというのでしょうか？　物理的な科学と心理的な科学の間には、なんの共通点もないように思えます。

しかし、私は人生の早い段階で、**感情面の健康がその人の人生の質に直接的に関連していること**に気づきました。感情面での健康は自分への信頼を支える基盤であり、自分への信頼はあらゆるレベルにおける社会的成功への足がかりです。もちろん、これは目新しい考えではありません。実際のところ、あらゆる人がこれに同意しており、大きな書店の自己啓発コーナーはこうした内容の書籍で溢れています。ほとんどの人がそれを当然のこととみなして本を読み、時にはセミナーに参加することもあります。

ただ、私はより真剣にそれを受け止めました――まさしく、非常に真剣にです。この惑星で数十年という時間を過ごすのであれば、その時間を自分自身にとっても他の人にとっても喜びの体験とした方がいい。これが私の考えたことでした。そして私は、その点で人々の助けとなるツールを探すため、四〇年にわたる探索への一歩を踏み出したのです。

私は数百冊もの関連書籍を読み、セミナーやテープなどの教材に何千ドルも費やしました。「特ダネ」を追い求める新聞記者のような情熱で手がかりを探し続けたのです。精神科医、心理学者、サイコセラピスト……。ヒントを見つけられそうな、あらゆる職種の人々の話を聞きました。そして、EFTはこれまでに発見された個人的な問題を改善するためのツールの中で、間違いなく最も魅力的で、最も取り組む価値のある効果的なものです。EFTはその名前の通りに機能します。実際に、ネガティブな感情からの自由をあなたにもたらすのです。

とはいえ少し先走りすぎたようです。私はここで、EFTにたどり着くまでの探索の道筋を振り返ってみたいと思います。それはEFTの重要なベースとなっており、この独創的な発見を理解するよい入り口となるでしょう。

まずご理解いただきたいのは、(EFTを開発するにあたって)私がエンジニアとして受けた訓練の成果を正式な形ではまったく利用していないということです。私はずっと人と関わる職業を選んできており、それと同時に個人を対象としたパフォーマンスコーチという役割に真の情熱を傾けてきました。しかしそれは、エンジニアとしての科学的トレーニングから、私が何の影響も受けなかったということではありません。むしろ、そのトレーニングによって、個人のパフォーマンスを効果的に向上させるいくつものツールを見いだしたほどです。そう、エンジニアリングとは精密さが求められる科学です。そして、非常に実際的なものです。二＋二は厳密に四でなければならず、すべての現象には原因が存在します。エンジニアの思考は極度に論理的になる傾向があります。そして、個人の発展のためのツールを探し始めたとき、私もそうした物事の見方をしていました。私にとってツールとは合理的、実際的なものでなければならず、それに加えて科学的である必要もありました。要するに現実の世界で機能しないものには、なんの興味もなかったのです。

こうして私は心理学に関する本を読み、セミナーに参加しました。それがやるべき「論理的」なことだったからです。しかし、心理学とは私を困惑させるものでした。エンジニアとして慣れ親しんできた論理と厳密さを求めていたのですが、それが存在していないように思えたのです。心理学として知られている体系を何年にもわたってくまなく調べてきたいま、私はエンジニアリングの科学と心理学の科学は、互いにほとんど関連がないということを断言できます。

心理学は表面上は非常に科学的であるように思えます。アメリカの主要な大学のほとんどに心理的問題に関する研究所があり、発表された理論は厳密な検査を受けます。そして、さまざまな発見について、その正しさを保証するための「管理された」研究が行われます。これらの研究には、その分野で最も高く評価される研究者が携わり、彼らはトレーラーがいっぱいになるほどの専門的論文を生み出します。それは、偉大な業績に思えますしさまざまな点でその通りです。

これらの研究は私たちの思考プロセスや行動について、数多くの貴重な情報を明らかにしました。そして、それらの情報は販売、広告をはじめとするさまざまな分野で活用されています。しかし、その研究成果の大部分はセラピー・テクニックの発達にはつながっていません。感情面の問題からの継続的な解放を迅速にもたらすテクニックは発見されていないのです。すこし不躾な意見だと感じられるかもしれませんが、これまでの研究を軽んじるつもりはまったくありません。しかし、エンジニアとしての立場からすると、そう言わざるを得ないのです。もちろん、いくつかの例外も存在します。しかし、従来のテクニックの大部分は成果に乏しいものだと言えるでしょう。

これは心理セラピストの方々を批判するものではありません。私は彼ら専門家たちが、この地球で最も献身的な人々であることを知っており、彼らの多くは私の大切な友人でもあります。彼らは非常に思いやりの深い人々であり、クライアント個人に多大な関心を示しています。そして、長時間の労働をこなし、彼らの仕事を向上させる新しいツールを常に探し求めています。

ＥＦＴは「人々を支援するための道具箱」に収まる新しいツールであり、明確な科学的要素を含んでいます。その科学的要素は、最も要求の厳しいエンジニアさえも満足させる程でしょう。そして、その科学的要素は「（個人の資質にかかわりなく）適切な訓練を重ねた、あらゆるセラピストの能力を向上させるテクニック」なのです。

ある人々は怒り、恐れ、罪悪感、悲嘆、うつ状態、トラウマ的記憶からの解放を求めて、何ヶ月、何年にもわたってセラピーを受け続けます。そして、改善がないか、あってもごくわずかであるため、「答え」を持つ誰かを探してセラピストを切り替えます。しかし、結果は変わらないことがほとんどであり、なんども……なんども……セラピストを渡り歩きます。お金を費やし、時間をかけて、感情的苦痛を伴うセッションをなんども体験するのです。そして、多くの人になんらかのポジティブな変化が生じているかというと、それはごくわずかなもののようです。

調査を重ねる中で、私はある興味深い発見をしました。観察したセラピーの中には、使っている手法に次のような明らかな問題があると感じられた事例がありました。

①（少なくとも私の目から見て）それがうまく機能していない。

もしくは、

②進行が非常に遅い。

そして、私はそのセラピストとクライアントの両方に次のように尋ねたのです。

「なぜ、それだけのことに、これほど長くかかるのですか？」

もちろん、さまざまな答えがありましたが、典型的な答えは次のようなものでした。

・「まあ、すごく根深い問題だから」
・「深い心の傷なんです」
・「確かなことは私たちにも分かりません。私たちは思考の謎に取り組んでいるのです。そうでしょう？」

エンジニアとしての私の思考はその答えを受け入れませんでした。それらが、従来のテクニックへの言い訳であり、その手法が多くを成し遂げられないことへの正当化だと思えたのです。しかし、多くの人がそのような手法を有効なものだとみなしていました。それが合理的だと考えられていたのです。そして、その手法は多くの人が受け入れ、追い求めているものでした。他に何ができるというのでしょう？　真の答えはまだ得られていないままでした。

私はセラピーが役に立たず、誰にとっても無意味だというつもりはありません。そうではないのです。実際にいくらかの人にとっては有効なものです。しかし、全体的に見れば、従来のサイコセラピーはこの地球上で最も遅々とした、最も機能していない科学の領域だと言えるでしょう。

エンジニアである私にとって、現実世界こそが科学を学ぶべき研究所であり、その心理学的理論が有効であるかどうかは、ただひとつの基準によって判定されます。

「**クライアントにとって有効であるか?**」

それが唯一の判断基準です。

たとえば、あるエンジニアがコンピューターを設計したとしましょう。そのコンピューターが現実世界で正常に動作してはじめて、彼の仕事は完璧なものといえます。そうでなければ、消費者は即座にそれを返品し、おまけにクレームの手紙まで出すかもしれません。しかし、感情面の健康に関する領域では、たまに良い結果を出す新しい手法があれば(そして、それがあまり突飛なものでなければ)、しばしばその手法はブレークスルーとして歓迎され、その手法の発見者は本を書くことやセミナーを行うことでお金持ちになれます。

個人的な問題を改善するためのツールを探し始めた当初、私は心理学の学位を取得することを考えていました。しかし、その領域に長く身を置くことは、私の活動にとって不利益になるだろうと結論づけました。なぜでしょうか? それは、少なくとも私の基準では機能していないと思える手法について、多くのことを学ばなければならないからでした。

私はただ、その価値に疑問を抱いている事柄について、それを一から十まで学ぶことにメリットを見いだせなかったのです。それはむしろ、個人的な問題を改善するための有効なツールを発見するという真のゴールから、私の目をそらせることになったでしょう。

数年が過ぎて、私は自分が見つけた有効なツールをリストアップし、自分自身のために使ったり、他の人に教えたりしていました。ついでに言うと、それらのツールはいずれも心理学の教科書には書かれていないものです。そのすべては人々に好評で、適切に用いれば効果的なツールでした。

その一つで非常に役に立ったのは、神経言語プログラム（ＮＬＰ）でした。私はそれに一直線に飛び込んで、かなり上達していきました。マスタープラクティショナーとして認められ、それを使って多くの人をサポートすることができました。個人の能力向上に興味を持っているすべての人に、それを学ぶことをお勧めします。

そして、南カルフォルニアの心理学者**ロジャー・キャラハン博士**のことを耳にしたとき、個人の発達のための信頼性のあるツール探しの道筋は大きくステップアップしました。彼は、人々が持つ激しい恐怖（恐怖症）を、迅速に取り除いていたのです。常にフルスピードだった私は、そのやり方について尋ねるためすぐに連絡を取りました。彼は私に、その手法は恐怖症だけにとどまらず、あらゆるネガティブな感情に使えるのだと言いました。その中にはうつ状態、罪悪感、怒り、悲嘆、心的外傷後ストレス障害（ＰＴＳＤ）など、私があげたあらゆるネガティブな感情が含まれていました。その上、その手法はたいてい数分のうちに終わり、その結果はほとんどの場合に永続的なものだということでした。

私は彼の話に熱中しましたが、同じくらいの大きな疑いがあったことも認めなければなりません。彼の言うことは少し大げさに思えましたが、私はなおも耳を傾けました。彼は続けて、この手法が**経絡の末端を指先でタッピングすること**で成り立っていると言いました。

「おっしゃっているのは、針治療で使う経絡のことですか？」と私は尋ねました。

「その通り」。彼は答えます。

「うーむ……」。私は思いました。「これは面白いな」。

そして、その臨床心理学者の話は驚くべき方向に向かい、体内をくまなく流れる微細な電気の流れについて説明しようとしました。心理学と電流というのはまったくかけ離れているように思えたのですが、ともかく私は実際のデモンストレーションを見るために、彼のビデオを購入しました。

私は自分が見たものに唖然《あぜん》としました。疑いようもなくはっきりと、人々は最も激しい感情を乗り越えていました。しかも、一瞬にして。そして、その結果は長く持続していました。これに似たようなものは、いままでまったく見たことも聞いたこともありませんでした。

その時はまだ、身体のエネルギーシステムと感情のつながりについて理解していませんでしたが、それでも、この手法は科学的であるという印象を私に与えました。ことによると私は、心理学における真の科学的なアプローチを見出したのかもしれません。

私が見出したのは、まさにそれでした。結局のところ、ネガティブな感情の本当の原因は、私たちすべてが考えるようなところにはありませんでした。それは心理学者たちが探していたところではなく、当然彼らはそれを見つけることはできませんでした。**あらゆるネガティブな感情の原因は、身体のエネルギーシステムの中に見出すことができます。**これは、私たちの思考の枠組を変える、非常に重要な概念です。

この考え方は奇妙に思えるかもしれませんが、結果がこの事実を証明しています。前にも述べたように、学ぶべき研究所はこの現実世界であり、それがこのテクニックの優れているところでもあります。これらのテクニックの早さ、効率、結果の持続性という性質は、私が四〇年にわたる熱心な探索で出会ったすべてのテクニックを遥かに超越しています。

◉──感情の自由を手に入れる

ＥＦＴは何百万もの人々に感情の自由をもたらしてきました。それは、あなたにとっても例外ではありません。感情の自由を手に入れることで、次のような事柄に対して自分自身の「独立」を宣言できるのです。

・ネガティブな感情からの自由：この自由は、能力を発揮する上で妨げとなっている見えないハードルを克服し、あなた自身がより成長することを可能にします。

・ネガティブな記憶からの自由：何年も抱えてきた自己不信、死別の悲しみ、怒り、性的暴行やさまざまな虐待の記憶からの自由をもたらします。
・より大きな収入を得る自由：訪問や電話などの営業活動、新規ビジネスの立ち上げ、ゴルフスコアの向上、ダイエット、人々と気軽に接すること、講師や歌手やタレントになるなど、さまざまなチャンスを開く自由をもたらします。
・不安がもたらす習慣からの自由：薬の常用、飲酒、喫煙、冷蔵庫をあさる習慣からの自由。
・怯えることなく愛を表現し、この地球で確信を持って優雅に歩む自由。
・激しい恐れ、恐怖症、不安、パニック発作、心的外傷後ストレス障害（PTSD）、中毒的欲求、うつ状態、罪悪感……などからの自由。

もはやEFTには、延々と「あなたの人生を語る」という手順は存在しません。薬を飲む必要もありません。過去のトラウマとなった出来事を再体験する必要もありません。何ヶ月、何年といった時間は必要ありません。EFTは従来のサイコセラピーと比べて、必要となる時間もごくわずかです——実際のところ、痛ましい記憶が数分で解消されることもしばしばです。人々はたやすく感情的な荷物をおろすことができます。そして、ほとんどの場合その効果は永久的なものであり、彼らの人生に実質的な改善をもたらします。

ある一つの発見がEFTの基礎となっています。それは、身体のエネルギーシステムのバランスの乱れが、その人の心理状態に深刻な影響をもたらすという発見です。体の特定の場所をタッピングし、このバランスの乱れを解消することで、それらの深刻な影響も迅速に解消されることがしばしばです。

これが意味するのは、**問題の大部分が素早く消滅する**ということです。このマニュアルのケース・スタディーでは、そのたくさんの実例を見ることができます。もう少し時間が必要で、ＥＦＴの専門的トレーニングを受けた人と一緒に短いセッションを二〜三回行わなければならない問題もわずかに存在します。また、最も難しいケースでは、数日から数週間にわたって日常的にタッピングを行わなければならない場合もあります。しかし、幸いなことにそのようなケースはそれほど多くありません。

◉——シンプルであること

この本はＥＦＴの基礎となる発見について、その複雑な詳細のすべてを説明することを目的としていません。それには何百ページという分量に加えて、量子物理学やモルフォジェネティック（細胞形態生成）といった高度な学問分野について、あなた自身に徹底的に探求していただかなくてはなりません。ですから、ここではその複雑な枝葉をすべて切り落として、シンプルで最大限に実用的な内容をすべての方々に提供することにしたいと思います。

EFTを学ぶことは、車の運転を学ぶことに似ています。車の運転を学ぶために、自動車に関連する物理学、化学、工学、数学を習得している必要はありません。しかし、アクセル、ブレーキ、ハンドル、シフトレバーの役割は理解する必要があります。そして、これらの基本を理解していれば、ほとんどの道を快適にドライブすることができるのです。

ここでの私の目的はテクニックに関する複雑さをある程度単純化し、わかりやすい手順（アクセルやブレーキに相当する部分）を提示することです。その手順がシンプルで簡潔になるほど、それを学び使いこなすのも簡単になります。そのためにこの本には、わかりやすい実例、イラスト、喩《たと》えなどがちりばめられています。それらはEFTのすべての手順を明確に理解する助けとなるでしょう。

◉――疑問を抱くのも当然です

新しく革新的なものは、ほとんどの場合に疑いの目で見られます。それが人々の信念を揺さぶるものとなるからです。そして、EFTは人々が持つ心理学、および感情のヒーリングに関する信念の大部分に真っ向から対立します。あるグループでは、「難しい」感情の問題を迅速に解決するのは不可能だと考えられており、それを達成したと主張することはペテン師と呼ばれることを意味します。結局のところ、その信念は「それらの問題は人々の中に深くしみこんでおり、それを解消するには長い時間が必要なのだ」と述べているのです。

信念とはパワフルなものです。私たちは信念のために戦争を行い、信念の記念碑を打ち立てます。医学、心理学、政治体制は特定の信念の上に築かれます。ただ、残念なことにそれが必ずしも正しいというわけではありません。私たちがその信念をどれほど信じていたとしてもです。

これまで述べてきたEFTに関するさまざまな効果について、もしあなたが「本当だとしたらうますぎる話だ」という思いを感じているとしたら、おそらく私はあなたの信念を刺激したのでしょう。その反応は健全で十分予想できることです。新しいアイデアというものは厳しく吟味されるべきであり、それは長い目で見てそのアイデアを強めることになります。

ここであなたを待ち受けているのは、大いなる革新といえる事柄です。マニュアルを読み進めればお分かりになることですが、EFTは非常に強固な科学的原則の上に成り立っています。しかし、EFTは「世間一般の常識」とはまったく異なっているため、(無理もないことですが)常に懐疑的な目で見られます。これはEFTが初めてというわけではなく、これまでにもさまざまな革新的事柄が同じような目で見られてきました。そのいくつかを、歴史から拾い上げてみましょう。


「空気より重い機械が飛ぶわけがない」

——英国王立協会会長、ケルビン卿。一八九五年。

「発明できるものは、もうすべて発明されている」

——米国特許商標庁長官、チャールズ・H・ドゥエル。一八九九年。

「分別と責任を持った女性は投票することを望んでいない」

——第二二代および二四代アメリカ合衆国大統領、グロバー・クリーブランド。一九〇五年。

「過去から現在にいたるまで、人類が原子力を活用できる見込みはまったくなかった」

——ノーベル物理学賞受賞者、ロバート・ミリカン。一九二八年。

「いったい誰が、役者の話なんかを聴きたがるのかね?」

——ワーナブラザーズ創設者、ハリー・M・ワーナー。一九二七年。

たとえあなた自身が疑いを持っていなかったとしても、ＥＦＴを他の誰かのために使おうとしたとき、強い疑いを持つ人々と出会うだろうということを保証できます。なぜそう言えるのでしょうか? それは、私自身が何年にもわたってそれを経験してきたからです。しかし、その疑いを単なる批判として片付けてはなりません。確かに、ＥＦＴには他にはないユニークな特徴があり、そのすべてを理解してもらう必要があるのです。

実際の例でお話ししましょう。私が（初めての方々に）このテクニックをデモンストレーションする場合、聴衆の中で協力してくれる人（五～一〇人）にステージに上がってもらいます。そして、彼らと一緒にデモンストレーションを行うのです。数分のうちに、少なくとも八割の方が、身体的／心理的問題について明らかに違いが感じられる大きな改善、もしくは完全な解消を体験します。恐れは沈静化し、頭痛もなくなります。呼吸がクリアになり、感情的なトラウマも解消されていきます。そこで私は、ステージから会場に問いかけます。

「これを疑っている方は？」

毎回決まって、半数以上の手が上がります。

それから私は、「いま見た変化が本物だと思いますか？」と人々に尋ねます。すると彼らは、その変化が本物だということに同意します。ほとんどの場合、ステージに上がったのは聴衆の誰かの友人であり、私とは初めて出会った人です。聴衆もそれを知っていて、ステージで協力してくれた人の言葉が偽りではないことを理解しています。私は尋ねます。

「では、なぜ疑うのですか？」

そこで私は、変化した理由に関する客席からの集中砲火を浴びます。それはこのようなものです：

・私が彼らに催眠術をかけたのだと言われます。私は催眠のイロハも知らないので、そう言われるのは面白いことです。そして、そう言った人々もまた催眠についてはなにも知らないのです。
・単なるポジティブシンキングに過ぎないと言われます。しかし、ポジティブシンキングでこのような変化が、しかもこれほど早く起こるのをいまだかつて誰も見たことがありません。
・「変化した人自身が、その問題を克服することを望んだ」からだと言われます。それは単純に「気持ちの問題」なのだと。そうだとすると、彼らはなぜステージに上がる前にその問題を克服しなかったのでしょうか?
・「こんなに簡単に治せるものなど存在しないのだから、その変化は長続きしないだろう」と言われます。しかし、彼らは他の病気では、それを「簡単に治す」ためにペニシリンなどの薬を服用します。
・「タッピングテクニックによって気が紛れて、問題から意識がそれただけ」だと言われます。EFTが効果を出すためには、その人が問題に意識を向けていることが必須であり、この意見はその点を無視しています。EFTは気を紛らわせることとは正反対のテクニックなのです。

これらの意見にはとても興味深い共通点があります。そのいずれもが、EFTそのものについて語っていないということです。どういうわけか、ＥＦＴは彼らの可能性のリストから除外されているのです。

なんとも奇妙なことです。あなたはこう思うかもしれません。この紛れもない効果を目の当たりにしたら、そのプロセスをもっと理解するために、このテクニックの働きについて私を質問攻めにするだろう、と。しかし、実際にはそうではなく、彼らはプロセスを無視して効果があった別の理由を持ち出そうとします。実際に起こったことは何か？　それを私に尋ねるのではなく、別の理由について語るのです。

彼らは自分自身の知識と経験の袋の中に手を伸ばし、目の前で起こったことと、すでに「知っている」事柄とを関連付け、それを真実だとみなします。しかし、ＥＦＴはまだ彼らの袋の中に入っておらず、関連付けを行うことが困難です。地球が平面だと信じている人たちに、何世紀も昔の科学者たちが「世界は丸いのだ」と言おうとした時の気持ちを、いまの私は心から理解できるようになりました。

あらゆる職業、階層の人々が同じような反応を示します。バスの運転手でも、博士号を持つ人々でもそれは同じです。私のもっとも親しい友人の何人かでさえ、この驚くべき結果を「上手いごまかし」だとみなして、このプロセスの「バカバカしさ」を鼻で笑いました。

「おお！　あなたの言うとおりだ。問題に集中している間に、あなたが彼らのエネルギーシステムのバランスを整えたから、それで問題の原因がなくなったんだね」

このように言う人はほとんどいません。しかし、実際に起こったのはこの通りなのです。そしてそれは、会場の人々に対して私があらかじめ三〇分を使って説明していたことでもあります。私はこれから起こることとして、まさしくそれを伝えていたのです。これが、ステージ上の人々に数分の間で起こった唯一のことであり、彼らに変化をもたらした唯一のことなのです。

実際のところ、変化を体験しているその人自身が、その変化の原因をＥＦＴ以外の何かだと考えることもしばしばです。そして、ほとんどの場合、それはＥＦＴとはまったく関係のない何かです。まったくのところ、最近体験した地震や昇給と同じくらいＥＦＴとは関係のない何かなのです。ここがポイントです。彼らは変化があったことも、それがＥＦＴを行っている間に起こったということも否定しません。しかし、その変化をタッピングテクニックと関連づけることができないのです。それは、彼らの理解を超えており納得しがたいことなのです。そこには、何か別の理由が存在するはずであり、彼らはそれについて考えます。

それを責めるべきではありません。実際、それは非常によく起こる現象であるため、それに気付き理解することが重要です。実際のところ、これはほとんどの人に起こることであり、あなたもその一人になる可能性が高いのです。ＥＦＴを含む「エネルギー・サイコロジー」の分野において、この現象は「頂点問題《ちょうてんもんだい》（Apex Effect）」と呼ばれています。これは、目の前で起こった迅速なヒーリングに対して、意識が理解不能となっていることを意味します。もしあなたが自分自身のこの傾向に気づかなかったとしたら、あなた自身がEFTを上手いごまかしだと見なして、EFTがもたらす感情の自由と人生の恩恵というチケットに背を向けるかもしれないのです。

EFTの手順が風変わりに見えるということも、疑いをもたれるもう一つの理由です。EFTの手順には、自分で自分に語りかけたり、眼球をぐるりと回転させたり、体のあちこちをタッピングしながらメロディーをハミングするといったことが含まれています。こういった手順は、多くの人が知っている心理学の技法と間接的にも共通点がまったくないものであり、多くの場合その人の信念体系から大きく外れたやり方でしょう。しかし、その背後にある論理的根拠を理解したとたん、その手順の意味が明らかになります。そしてあなたは、なぜいままでこれが見い出されてこなかったのかを不思議だとさえ思うかもしれません。

疑いということに関して、一つの興味深い話があります。それは、**あなたがこれらのテクニックを信じていなかったとしても、それは効果を発揮する**ということです。ある人々は、EFTが良い結果を出すのは、その人がそれを信じ込んでいるからに過ぎないと考えています。その結論は誤りです。

実際ところ、はじめからEFTを信じている人はほとんどいません。ほとんどの場合、人々はある程度の疑いを持っているものです。特に初めての人はテクニックに対する信頼がないことがほとんどですが、それにも関わらずEFTで得られる結果が損なわれることはありません。疑いをいだいていたとしても、その人々は問題の改善を達成することができるのです。

◉――ケース・スタディー

子供の頃、私は野球に心を奪われていて、ニューヨーク・ヤンキースでプレーすることを夢見ていました。その頃の私は、バッティングなんて簡単だと思っていました。ただバッターボックスに入って、やって来たボールを打ち返せばいいのですから。もちろん、野球のバッティングはひとつの技術であり、熟練するには経験が必要です。カーブやスライダー、スピードボールなどに直面することで、バッティングはますます上達します。それはEFTにおいても同様です。

EFTの仕組みを丸暗記するのは簡単なことです。そして、それを実行するのも同じくらい簡単なことであり、何度か試してみることで、その手順を使いこなせるようになるでしょう。ただ、それをマスターしたいと願うのであれば、より熱心に学び、EFTをさまざまな問題（カーブ、スライダー、スピードボール）に使ってみることで、あなたのスキルを完璧なものにしなければなりません。手短に言えば、このマニュアルから学べることだけにとどまらず、より多くのトレーニングと経験が必要になるのです。

あなた自身がEFTを深く学んだとしても、いまの段階ではどのくらい「使い物になるのか」わかっていないでしょう。そして、おそらくそのことが、EFTを使っていく上で直面する最大の限界となります。このマニュアルで、数々のケース・スタディーを大きく取り上げているのはそのためです。その中であなたは、他の人々が忍耐を求められたり、部分的な回復しか成し遂げていない場合もあれば、その一方で生涯の問題を一瞬のうちに乗り越えた人々がいることもおわかりになるでしょう。

それらの事例は、実際に起こることの幅広さをあなたに示しています。トレーニングの必要性は、どれほど強調したとしてもし過ぎるということはありません。EFTは基本的な使い方だけでも迅速な効果を生み出すため、多くの人々はそのレベルの理解で満足してしまい、EFTの全体的なスキルを開発しないままで済ませます。EFTの力をフルに引き出すには、一連のテクニックに習熟することが必要であり、そのためには表面上の劇的成果を超えた視点から自らのスキルを磨くことが求められるのです。

EFT Part-1

マニュアルのＰａｒｔ－１では、Emotional Freedom Techniques（ＥＦＴ）の科学的裏付けについて紹介したＥＦＴの基本的な考え方と、実際の手順をステップ・バイ・ステップでわかりやすく説明しています。

ショートカットや他の高度な考え方についてはＰａｒｔ－２で取り扱います。Ｐａｒｔ－１がすべての基本であり、最初にマスターすべき内容となります。

第1章
EFTの科学的裏付け
――ドーソン・チャーチ

ドーソン・チャーチ氏はEFTに関する研究を重ねており、責任者という立場でいくつもの研究結果を公表しています。私は彼に、EFTの科学的裏付けについて解説してくれるよう依頼しました。以下に記述されている彼の文章は、従来の一般的科学者たちの要求に答えるべく用意されたものであり、かならずしも私の説明と完全には一致しないかもしれません。私自身は第2章で述べている、鍼灸の経絡に基づいた説明を好んでいます。とはいえ、彼の記述の後半で明らかになる、いくつもの研究結果にぜひ注目してください。EFTのメカニズムに関する説明がどのようなものであったとしても、このテクニックが持つ驚異的な効果を目の当たりにできるでしょう。

◉——EFTが効果を生む理由

私（ドーソン・チャーチ）が開催したEFTレベル1のセミナーの初日、デモンストレーションの参加者として一人の女性が名乗り出てくれました。彼女は子どものような素直な表情をした二三歳の女性だったのですが、その雰囲気にはなぜか大きな悲しみが感じられました。

彼女は他の参加者に、自分は子どもの頃から関節リウマチで苦しんできたこと。そして、二歳の時の膝へのハイドロコルチゾン（糖質副腎皮質ホルモン）注射を初めとして、さまざまな治療法に取り組んできたことを告げました。彼女が一八歳になった頃から、症状は徐々に和らぎ始めましたが、それでも彼女の膝が完全に力を取り戻すには三年もの月日がかかりました。

デモンストレーションで体の痛みについて尋ねたとき、彼女は右足首、左膝、左肘の三ヶ所の痛みを報告しました。そして、痛みの強さを10点満点（痛みがない状態を0、最も強い痛みを10として）で測ってもらったところ、右足首の痛みが5、左膝が8、左肘が3となりました。また彼女は、この痛みを昼夜を問わずつねに感じているとのことでした。

症状が始まったのは二歳の頃とのことでしたので、私は彼女に「その頃、人生において感情的な出来事が何か起こりませんでしたか？」と尋ねました。低いためらいがちな声で、彼女は両親がいつもケンカしていたと告げ、こらえきれずに涙を流し始めました。そして、私たちはすぐにＥＦＴを始めました。彼女が目の当たりにした「激しいケンカ」、両親の言い争う声、それを見ていたときの恐れ、どれほどの不安の中で成長してきたか……といった事柄がタッピングのテーマとなりました。

彼女の苦しみは明らかであり、他の人々の目にも涙があふれていました。両親のケンカに関するいくつものアスペクト（テーマ）についてＥＦＴのタッピングを一五分行った後、彼女は足首の痛みが３に、左膝は５に、左肘は１にそれぞれ下がったと告げました。

そして次の日、彼女はまだ痛みが膝に少し残っているけれど、足首と肘の痛みはなくなったと報告してくれました。彼女は重ねて、まだその痛みをすべて取り去ることへの不安があったけれど、自分のペースで解放できると勇気づけられたと告げました。私たちもそれ以上は無理に進めませんでしたが、その言葉を発する前から彼女の姿は明らかに変化していました。前日の重苦しい雰囲気が一変して、ほほえみながら明るい雰囲気でグループに参加していたのです。

関節リウマチに対して医学文献に記されているのは薬物療法であり、感情的治療については書かれていません。そして、ある有名な医療系ウェブサイトには、「関節リウマチの治療法は存在しない」と明確に記されています。現代医学のテクノロジーを総動員しても解決できていない問題に対して、ＥＦＴはなぜこれほど迅速に効果を発揮できたのでしょうか？

この女性の関節炎のように、身体の痛みに対して直接的にEFTを行っていないにも関わらず、なぜ身体の症状を解消することができるのでしょうか？　今回のケースにおいてEFTで取り扱ったのは感情の問題だけでした。それにもかかわらず、感情の痛みが解消されると同時に身体の問題も消え去りました。

EFTに関する、この重要な質問の答えはどこにあるのでしょうか？　この二〇年間、科学は私たちの脳と身体に関する研究を重ねており、そこから得られた見識にその答えを見出すことができます。

子供の頃のあなたのトラウマ的体験。たとえばそれは、いじめっ子に殴られて倒れた拍子に硬い床で頭を打ったということかもしれません。その体験に関して**あなたの脳は、実際の出来事と痛みの間に喜ばしくない繋がりを形成します。**

私たちの脳には、自分の身の安全を保つことに特化した領域があり、その領域は私たちの安全を保つため、周囲に危険が迫っていないかを常にスキャンしています。身の回りの環境から目についたものを拾い上げ、即時に脳のメモリーバンクに貯蔵されている過去の痛ましい記憶と比較し続けているのです。そして、何らかの一致が見つかると、その潜在的問題に対する警告を発します。

もし、子供の頃のいじめっ子が坊主頭で太っていたとしたら、同じような特徴を持った人に出会ったとき、あなたは理由を説明できない不安感にとらわれるかもしれません。この時、意識の中で脅威《きょうい》の可能性が検出され、あなたの脳は厳重警戒態勢へと移行しているのです。

◉——さまざまな脅威を感知する脳の能力

脅威に関連する脳のこの領域は辺縁系《へんえんけい》、もしくは中脳《ちゅうのう》と呼ばれています。中脳と呼ばれているのは、この部分が（意識的思考を司る）前頭葉《ぜんとうよう》と、（食物の消化や血液循環などの自動的、機械的機能を処理する）菱脳《りょうのう》の間に位置しているからです。この脳の辺縁系は、感情的負担を伴うネガティブな体験を特定のコードに符号化します。要するに、あるひとかたまりの記憶に対して、実質的に感情のラベルを割り当てていく。それはまるで、販売しているお店の商品に値引きの赤いラベルを貼り付けるようなものです。

この赤いラベルは、重要な品物とそうでないものを区別するためのものであり、その品物が何であれ、色つきのラベルが割り当てられることで、そこには特別な注意が向けられます。赤いラベルを目にすることで、私たちの注目度は常に高まるのです。それと同じく、特定の記憶にも感情のラベルが貼り付けられます。これは、潜在的脅威について辺縁系が私たちに警告を発するためです。

あなたが子供の頃、犬に手をかまれたことがあったとしたら、犬を見ることで（それが別の犬だったとしても）強烈な感情が急激に湧き上がるのを感じるでしょう。あなたが目にした

「犬」という感覚器官からの入力に対して、辺縁系は過去のデータを検索し、（痛みというネガティブなラベルが貼られた）犬に関する過去の体験を見付け出したのです。

私たちがもし、高い崖や有毒な動植物といった身体的に危険な状況に直面しているのであれば、この機械的反応は適切なものです。実際のところ、この脅威検出システムは数千年にわたって、人類のために非常に素晴らしく機能してきました。

私たちの祖先がジャングルでライオンに遭遇した時、彼らは「逃げるか、戦うか」という適切な行動をとりました。人類の「逃げるか、戦うか」という反応は、認知した脅威に対して非常にすばやく発生し、私たちの体を「生きるか死ぬか」の活動に備えさせます。生き残ることは人間という種にとって最も基本的な欲求です。

ですから、その身体反応は遅れることも、抑制されることも、偶然に任せられることもありません。私たちの体には、脅威を認知した瞬間に発現する一群の遺伝子《いでんし》（前初期遺伝子群：IEGs）が存在しているのですが、これらの遺伝子にはコルチゾールや（エピネフリンとしても知られている）アドレナリンといった、ストレスホルモンの遺伝情報が含まれています。

私たちが脅威を認知してから三秒も経たないうちに、腎臓《じんぞう》からこれらのストレスホルモンが大量に分泌《ぶんぴつ》されます。これを見ても、ＩＥＧｓがどれほど素早く発現するかを理解できるでしょう。また、遺伝子に影響を与える刺激は「エピジェネティック・シグナル」と呼ばれており、私たちの身体はこの合図によって適切な遺伝子のＯＮ／ＯＦＦを切り替えます。ホルモンの分泌による脳内の「ストレス－反応」システムは、伝統的な生物学のテキストでは「ＨＰＡアクシス（視床下部・下垂体・副腎皮質系）」と呼ばれています。この用語は重要な三つの内分泌腺である、視床下部《ししょうかぶ》（hypothalamus）－下垂体《かすいたい》（pituitary）－副腎系《ふくじんけい》（adrenal）の一連の領域の頭文字をつなげたものです。

私たちが何らかの刺激を知覚し、その刺激が「強い感情」というラベル付けされた記憶と一致したとき、辺縁系の一部である視床下部によってストレス反応が引き起こされます。このとき、視床下部は「メッセンジャー分子」を使って脳下垂体にメッセージを送ります。この分子は、身体の別の箇所に特定の機能を実行させるためのシグナルです。

そして、「統括内分泌腺《とうかつないぶんぴつせん》」とも呼ばれる脳下垂体は、副腎などの他の腺器官《せんきかん》にシグナルを送信します。こうして、アドレナリンが一気に体内を駆け巡り、ヒスタミン分子による心拍数の上昇が起こります。そして、消化器系や生殖器系をはじめとして、あらゆる補助的な器官の血管は収縮します。

これによって、次の行動に備えて筋肉の末端にまでより多くの血液を送り出そうとするのです。免疫機構《めんえききこう》も機能を停止し、細胞再生プロセス（ＤＨＥＡと呼ばれるコルチゾール系ホルモンによって促進される）も停止されます。肝臓が血液の中にブドウ糖を送り込むことで、細胞にはエネルギーが豊富に供給されます。私たちの瞳孔《どうこう》は開き、脳の前頭葉の血流が減少します。

目の前にライオンがいる状況で、微積分などの難しい計算は必要ではないからです。いま必要なのは、しっかりと目の前を見て速く走るということです。神経系では積極的な活動を司る交感神経が支配的になり、神経系全体が暴走状態となります。

このように、私たちのすべての生理的機構は目の前の脅威に対して再配置されるのです。この反応スピードは、私たちの祖先の生死を左右するものでした。「逃げるか、戦うか」という反応が遅かった人は命を落とし、その反応が早かった人は生き延びて子孫を残すことができました。そして、私たちも彼らの子孫の一員です。私たちはまさに、三〇億年もの時間をかけて完成された、この電光石火の「逃げるか、戦うか」という反応の最先端にいるのです。

しかし一つの問題は、成人として現代を生きる私たちの環境に、身体的生存に対する脅威がほとんどないということです。あなたが最後にライオンを見たのはいつのことでしょうか？　この素晴らしい脅威検出システムは私たちの脳の中核に位置しており、休むことなく働き続けています。しかし、（身体に害を及ぼすような）行動を起こすべき実際の客観的脅威はほとんど存在しないのです。

ですから、このシステムは想像上の脅威に没頭します……恐れ、悩み、不安、憤り、予想、空想……。頭の中でライオンのことを考えただけで、あなたの身体には「逃げるか、戦うか」という反応が現れます。まさに、ライオンがこの部屋に実際にいるかのように反応するのです。

◉――脳波：私たちは「子供の世界」に生きている

現実と空想の境界線は、子供たち（特に六歳以下）の世界では非常に曖昧になっています。その年齢において支配的な脳波《のうは》は、デルタ波・シータ波とよばれるゆっくりしたリズムのものです。成人の場合、このゆっくりした脳波は潜在意識や催眠状態の時に現れます。そして、この脳波は大量の情報を素早く取り入れたり、ありのままの体験から学ぶ能力と関連づけられます。深い意識的な思考プロセスに関連する脳波は、アルファ波・ベータ波と呼ばれています。

そして、この脳波は人が六歳を超えたあたりから徐々に支配的になり始めます。言い換えると、それまでの私たちの意識は、現実と空想の間を自由に行き来できる状態にあります。迅速な学習が促進されるような、何らかの催眠的意識状態にあるということです。子供たちの空想の友だちについて考えてみてください。推定では、子供たちの六五パーセントに空想の友だちがいると考えられています。

これは、事実と空想を自由に融合させる、子供たちの心の動きをよく表しています。彼らが話す事柄についてはどうでしょうか？　彼らは実際の出来事と空想を自由にミックスして話します。実際の出来事から、空想や自分の関心を区別する能力が未発達であることは明らかです。また、彼らはいとも簡単に、新たな「ごっこ遊び」を発明します。

子供たちにとって、人生においてトラウマとなった出来事が自らの生存を脅かす脅威として感じられることがあります。もし、怒りに荒れ狂う母親と、病的なアルコール中毒の父親が常に怒鳴り叫びあっていたとしたら、その子の「逃げるか、戦うか」システムは日常的に活性化され続けるでしょう。幼い子供たちは物事を認識する能力も十分に発達していないため（それはアルファ波、ベータ波の役割です）、目の前の脅威を理性的に評価して「あぁ、ママがまた叫んでるみたいだけど、本当に僕を殺すことはきっとないだろう」とは考えません。

彼らの血中コルチゾール濃度は上昇し、ＩＥＧｓ（前初期遺伝子群）のスイッチが入ります。これによって、交感神経系は厳重な警戒態勢へと移行します。両親が激しく怒鳴り合う時、こうして「逃げる」という反応が起こり、その小さな男の子は実際に走って身を隠すでしょうし、それに加えて、この時の記憶は彼の辺縁系に一つのコード（符号）として保持されます。

そして、同じような状況に直面したとき、彼の辺縁系は自動的に同じような赤いラベルを検索します。それは、彼が四〇歳になっていたとしてもです。上司や妻が叫んでいるのを聞いたとき、彼の脳は「あ、これはママの声みたいだ。隠れなきゃ」と告げるのです。彼は黙りこんだり、感情面で引きこもるかもしれません。女性が逆上したとき、感情を表さなくなる男性をあなたは見たことがないでしょうか？　男性が無感情になることで感情的なやりとりが失われ、女性の怒りはさらに強まります。そして、男性はますます無感情になり、お互いの関係は調和を失い機能不全に陥ります。

この神経系とホルモンの反応は、一〇万年以上も前の人類が進化の過程で獲得したものです。この方法は、サバンナの荒野を生き抜くための完璧なシステムでしたが、今日の私たちにとっては深い悲しみと痛みの原因となっています。これらのトラウマは脳と体に刻み込まれ、私たちの幸せの妨げとなっています。これらの反応は、危険な猛獣が「動物園ではなく身の回りにいる」ものとして、私たちの準備を整えているのです。

◉――出来事の再体験、認知の変化、条件反応

ＥＦＴの働きはとてもシンプルで科学的なものです。その手順の中には、ネガティブな感情を伴う出来事を再体験したり、思い出すことが含まれています。これは、心理学の用語で「エクスポージャー（暴露法、疑似体験法）」として知られているものです。それから、私たちはそのトラウマ的記憶に対して、**自分自身を受け入れるフレーズ**（セットアップフレーズ：「自分自身を深く完全に受けれます」）を口にします。そうすることで、その記憶をリフレーミングする新しい認知的見解をインプットするのです。

そして、過去のトラウマ的体験とリフレームされた新しい認知の両方を心のなかに保ちながら、私たちの体にある**ＥＦＴのタッピングポイントを指先で軽くトントンと叩いていきます。**ＥＦＴのタッピングポイントはストレスを解消するためのものであり、鍼灸のツボと対応しています。タッピングは穏やかな身体的刺激を呼び起こし、私たちの体の緊張を和らげると同時に、トラウマとなった記憶が生み出す感情のトリガーを遮断します。

この、痛ましい記憶と穏やかな身体的刺激の組み合わせは、しばしばその痛ましい記憶を打ち破り感情的苦痛を軽減します。私たちはその記憶に対して、感情的苦痛という符号（赤いラベル）をつけています。これは、行動心理学の用語で「条件反応《じょうけんはんのう》」と呼ばれます。その記憶について繰り返し考え、そのたびに感情苦痛を体験することで、私たちはとても強い条件付けのフィードバックループを作りだしているのです。

タッピングによって私たちの身体は安全だというシグナルを受け取り、この条件付けのループが破壊されます。そして、いったんそれが破壊されてしまえば、神経系はもはやその記憶とストレスを関連付けません。ある出来事の記憶に結びついた、長期に渡る感情的苦痛を軽減するＥＦＴのスピードは、それを始めて目のあたりにする人々にとってまさに驚異的なものです。

ある大規模な心理学学会の基調講演で私が体験した事例をご紹介しましょう。

私のEFTデモンストレーションに、四五歳の女性のセラピストがクライアントとして協力してくれました。彼女は首の痛みのために、顔を右に向けることができない状態でした。彼女は、九歳の時に自動車事故に遭って、それ以来この状態に苦しんでいると言いました。そして、その車を運転していたのは彼女の姉で、その時、姉は免許を取れる年齢に達していませんでした。彼女の説明では、自分はこの問題に何年も取り組んでおり、あらゆる心理学のテクニックを試してきたものの、その成果は非常に限定されたものだということでした。

彼女は、事故の数分前から話を始め、事故そのものと、事故の後の出来事についてもEFTを行っていきました。事故の直後、彼女と姉は近くの家に運ばれ叔母の迎えを待ちました。彼女はその場に座り、頭の傷からの出血が自分の顔を伝って流れ落ちるのを見ていました。彼女は叔母を待っている間の恐怖について語りました。そして、事故の直前の、まさに対向車にぶつかりかけた瞬間についても記憶をよみがえらせました。彼女はこれらのアスペクト(トラウマに含まれるさまざまな要素)や、その他の事柄についてもEFTを行いましたが、痛みは治まらず、首の状態もまったく改善しませんでした。

次の瞬間、はっと息を呑んで彼女が言いました。

「たったいま思い出しました。私は姉がいつも無免許で運転していることを知っていました。でも、その日は私が、彼女に『運転してみなさいよ』ってけしかけたのです」

彼女は、自分が事故の原因の一部だったという罪悪感に圧倒されながらも、その感覚に対してＥＦＴを行っていきました。その後、彼女の首の痛みを確認したところ、その痛みのスコアは０に下がっていました。なんと、顔を自由に右側に向けることもできました。それは、その事故以来初めてのことでした。

このセラピストの女性が、いかに「エクスポージャー（出来事の再体験）」し、事故のあらゆる詳細を思い出したかに注目してください。また、姉をけしかけたという新たな認知的気づきが、いかに平安と自己承認への道を開いたかについても目を向けましょう。ＥＦＴのウェブサイトには、何百もの人々の同様の体験が掲載されています。感情的痛みやトラウマのフィードバックループが何年にもわたって強められていたとしても、ＥＦＴが非常に素早くそのつながりを断ち切ることも珍しくありません。

そして、そのつながりが破壊されたとき、痛みや筋肉萎縮《いしゅく》メッセージを伝達する神経束が不活性化されると考えられ、これによって脳の脅威検出システムは沈静化します。ＥＥＧ（脳波測定器）を付けた状態でトラウマ的記憶を思い出したとき、その人の脳内では恐怖反応に関連する脳波が活性化します。そして、その時にＥＦＴで用いるような鍼灸のツボをタッピングすると、脳はある種の沈静状態に変化します。一ヶ月後、再びＥＥＧを装着しトラウマ的出来事について思い出してもらっても、彼らの脳波は穏やかなままです。脳の電磁的エネルギーをＥＥＧによって計測することで、ストレス状況下における脳の反応について、このような興味深い結果を得ることができます。

◉――エネルギーと鍼灸のツボ

一八世紀から一九世紀にかけて、探求心旺盛な科学者によって電磁気《でんじき》の計測を可能にするさまざまな装置が発明されました。一九〇三年、オランダ人医師のウィレム・アイントホーフェンは人間の心臓を計測し、他のあらゆる臓器の中で最も強力な電磁場を持っていることを発見しました。そして、彼はこの業績によって一九二四年にノーベル賞を受賞しました。一九二九年、ハンス・バーガーが脳の電磁場を計測して以来、装置は改良され続け、今日では細胞一つひとつについて電気と磁場を計測できるまでになっています。

身体のエネルギーフィールドを診断と治療に用いるという視点は、MRI（磁気共鳴断層撮影）、ECG（心電図）、MEG（脳磁気図）といった医学的進歩をもたらしましたし、電磁場はさまざまな症状の治療にも用いられています。PEMS（連続パルス磁気刺激）装置は、うつ病の治療をはじめとして、片頭痛からパーキンソン病による震えといった身体的症状にも大きな成果を挙げてきました。

薬物療法において、エネルギーフィールドを用いることは大きな論争を巻き起こしました。アイントホーフェンの発見から数年後の一九一〇年、アメリカ合衆国において大きな影響力を持ったフレクスナー・リポートが発表され、このリポートの内容が現代の私たちの医療制度の基礎となりました。そのリポートは、ホメオパシーのような「アロパシック（症状に対抗する働き）」ではない薬物療法のアプローチを拒絶しました。電磁気的な薬物療法を「でたらめな科学」だと切り捨てたのです。

しかし、人体のエネルギーフィールドの重要性を示す証拠は次々に発見され続けています。一九二〇年、ロシア人科学者アレクサンダー・ギュルヴィッチの実験によって、生体《せいたい》器官《きかん》から光子エネルギーが放射されていることが明らかになりました。一九六〇年には、ロバート・ベッカーの研究によって、微弱電流が骨折の治癒を促進することが示されました。そして、一九九二年には、人間の辺縁系脳細胞に磁《じ》鉄鉱《てっこう》（magnetic magnetite）の結晶が含まれていることが発見されています。

生体の生物学的プロセスに何らかのエネルギーが関係しているという見解は、決して目新しいものではありません。二五〇〇年以上も前から、中国では生体エネルギーの流れを経絡図として作成しており、その図は医師が鍼治療を行う際のガイドとなっています。

では、先端医学ではどうでしょうか？　近年のいくつかの研究によって、鍼灸のツボ（鍼治療のポイント）を刺激することで、脳に何らかの信号が送られることが明らかになっています。そして、ツボへの刺激をＰＴＳＤ（心的外傷後ストレス障害）や、その他の心理的問題の治療に用いることへの可能性が示されています。また、ＷＨＯ（世界保健機関）やアメリカ国立衛生研究所などの研究機関が、鍼治療が効果的だとされる身体症状のリストを作成しており、そのリストは現在でも増え続けています。

そのエネルギーが西洋医学の先進的装置であるｆＭＲＩ（機能的磁気共鳴映像）やＥＥＧで映しだされるものであるのか、あるいは、古くから東洋医学で用いられてきた鍼灸の経絡であるかどうかにかかわらず、エネルギーは治療やヒーリングの中心的要素です。

エネルギーに関するこの重要な知識はＥＦＴにも関連があります。ＭＲＩ（磁気共鳴映像装置）を使った研究の結果、鍼灸のツボへの刺激が、恐れの感情を司る脳の辺縁系に直接的な信号として伝わることが明らかになりました。また、ＥＦＴに関する過去一〇年間の研究によって、ＥＦＴがストレスを解消し、その心理的・身体的影響を和らげることも分かってきました。これらのいくつもの研究によって、ＥＦＴの迅速な効果の根拠となる生理学的メカニズムが明らかになり、ＥＦＴが非常に優れた治療手段と成り得ることが理解され始めました。

欧米諸国の医療コストは急騰しており、政府と各種機関は「根拠に基づいた（エビデンス・ベースの）」治療法を強く求めています。その効果に対する根拠を明らかにする点で、ＥＦＴはいくつもの心理的・身体的研究で成果を出しており確固とした基盤を築いているといえます。ＰＴＳＤ、不安神経症、恐怖症、うつといったメンタルヘルスの問題はもちろん、痛み、依存症、肥満、線維筋痛症《せんいきんつうしょう》といった身体的問題に対しても高い改善の見込みを示しているのです。

◉――根拠に基づいた療法（ＥＢＭ）

ＥＦＴを自分自身に行うやり方をご説明する前に、ＥＦＴの効果に関する科学的根拠について手短にお知らせしましょう。ここで概要を紹介するすべての研究は、論文の審査を受けて公開されたものです。心理学や医学の専門誌による「審査」とは、通常は医師、統計学者、心理学者によって構成される評議委員会による審査を意味します。評議委員会はその論文の用語や数値を綿密に調べ、内容の矛盾や誤りを指摘します。そうすることで、質の高い研究だけが公表されることを保証するのです。

また、この章で取り扱うすべての研究結果は、「統《とう》計《けい》的《てき》有《ゆう》意《い》性《せい》」と呼ばれる評価基準を満たしています。これは、その研究結果が偶然によって起こる可能性が、１／20以下であることを意味しています。この、統計的有意性の基準は「$p<.05$」という数値で表され、この基準を満たすことで、科学的見地から正当性のある重要なテストが行われたとみなされます。ですから、これらの研究論文の「有意であった」という記述は、それが特別に重要であるということではなく、統計的な基準に適合しているということを意味します。

この、ＥＦＴマニュアルでこれらの研究の要約をご紹介するのは、ＥＦＴがしっかりとした科学的根拠に基づいたものだということをあなたに実感してもらうためです。EFTの有効性が厳密に検証されており、根拠に基づいた手法として確立されているという事実は、EFTを探求する上であなたの自信となるでしょう。これらの研究のより詳細な情報や、完全な論文の内容、および研究の最新情報については、www.EFTUniverse.com のリサーチセクションを御覧ください。

審査を受けて公開されたEFTに関する最初の研究は、オーストラリアの心理学者、スティーブ・ウェルズのチームが行ったもので、内容としては恐怖症の人々に対するランダム化比較試験（RCT）でした。RCTは研究において最適な判断基準とみなされています。それは、この方法が研究の結果を歪めたり、不正確にするあらゆる要因をコントロールすることができるからです。

ウェルズのチームはコウモリ、クモ、ヘビなどの小動物に対して強い恐怖症的反応を示す人々を実験の対象としました。実験チームは行動療法的アプローチによって、参加者の嫌悪感をテストしました。実験の参加者が、怖がっている対象の生物に対して、どれくらい歩いて近づけるかを計測したのです。また、実験チームは恐怖症反応に対してEFTとは異なる対処法も試みました。EFTを行った第一グループに加えて、EFTに対するプラシーボ効果の影響を調整するための第二グループを設定し、第二グループには不安に対して効果的だとされている、横隔膜呼吸法《おうかくまくこきゅうほう》（diaphragmatic breathing：DB）と呼ばれる対処法を実践したのです。それぞれのグループで三〇分間必要な処置を行ったところ、DBグループに比べて、EFTグループのほうが恐怖を感じる小動物により近づくことができていました。そして、三〜六ヶ月後に再びテストを行っても、その改善度合はほとんど変化していませんでした。

ウェルズが行った研究は、ニューヨーク・クイーンズ大教授であるハービー・ベイカー博士とリンダ・シーゲルによって、実験が再度繰り返されました。新しい実験では、参加者が持つ「この方法が自分の役に立つだろう」という期待の度合いを考慮することで、計測結果の厳密さをより向上させようとしたのです。ベイカー博士とシーゲルの研究では、二つのグループ（EFTグループとDBグループ）で効果への期待度に違いはありませんでした。そのため、ウェルズの研究結果をプラシーボ効果であると片付けることはできなくなりました。

ウェルズの研究は、マリア・サラス、ジャック・ロウ博士、オードリー・ブルックス博士らによって、ツーソンのアリゾナ大学でも繰り返されました。こちらの実験では、高所恐怖症などの他の恐怖症においても実験が行われ、恐怖症を軽減するEFTの効果が小動物への恐れだけに限定されないことが明らかになりました。

研究が重要なのはもちろんですが、その確認（追試）も同じくらい重要です。独立した調査チームの確認を得るまで、最初の研究の調査結果には常に誤りが含まれている可能性があるからです。アメリカ心理学協会（APA）では、この認識のもとに「実験によって有効性が検証された治療」の標準を定め、「有効」な治療法が備えておくべき基準を公表しています。そして、APAが定める有効な治療法の基準では、独立した研究チームが実施する、二つの異なるグループによるランダム化比較試験が求められています。

これらの研究では、対象となる治療法がプラシーボ効果や他の有効とされる治療法よりも有効であることを示すか、治療を受けていないグループ（治療を待っているグループ）よりも良好な結果が得られたことを示さなければなりません。そして、その治療法が「ほぼ確実に有効である」とみなされるには、基準を満たした二つ以上の研究で、治療を受けなかったグループよりも良好な結果が得られた事を証明する必要があります。そして、この二つ以上の研究は、同じチームではなく独立した異なるチームによって実施されなければなりません。

EFTは恐怖症に対する「有効な」治療法として、APAの標準を満たしています。また、不安症、うつ、心的外傷後ストレス障害（PTSD）といった心理的問題についても、「有効」もしくは、「ほぼ確実に有効」とみなされる基準に達しています。

EFTをPTSDに用いることに関して、いくつかのランダム化比較試験が実施されました。そして幸いなことに、私はその中でも最も大規模な調査のリーダーとなる特権を与えられました。

調査チームのメンバーには次の人々が含まれます。セラピストであるクリスタル・ホーク、オードリー・ブルックス、オーリー・トウコレート。陸軍医療センターのウォルター・リード医師。ワシントン医科大学のフィリス・スタイン博士。復員軍人援護局ニューイントン・コネチカットキャンパスのマリア・レン。

この研究では、五九人の退役軍人たちが、EFTを受けるグループ（EFTグループ）と受けないグループ（待機グループ）に無作為に分けられました。EFTグループの参加者は、戦争の記憶からの回復を支援するため、専門のライフ・コーチによる六回のEFTセッションを受けました。待機グループの参加者の状態が一向に改善しなかったにもかかわらず、EFTグループのPTSD症状は劇的に軽減していきました。この研究は、過去の予備調査の結果に基づいて設計されたのですが、その過去の調査でも退役軍人たちの厄介なPTSD症状に対して、六回のEFTセッションが非常に効果的だという結果が得られていました。

また、別の機会に、私は退役軍人とその家族のグループに対して追跡調査を行いました。この調査ではコーチとセラピストのグループが、対象となった人々に五日間にわたって集中的にEFTを行い、その様子を記録しました。対象となった人々のPTSDレベルは急激に下がり、ある人は「私は人生を再び取り戻した」と述べました。

この調査の様子は、「オペレーション・エモーショナル・フリーダム」というドキュメントフィルムに収められています。そして、PTSDの治療法として「有効」であるというAPA標準を満たすため、マーシャル大医学部、バークレーカリフォルニア大学、ジョージ・

ワシントン大学の教授陣から構成された調査チームが、個別にこれらの実験の再調査を実施しました。

『EFT for PTSD』という書籍には、ＥＦＴによって回復した退役軍人たちの感動的な物語や、彼らを手助けした人々の洞察に満ちた報告が数多く収められています。ここではその中から、ＥＦＴによって退役軍人たちを支援したオーリー・トウコレート博士と、陸軍医療センターの医師であり、ＥＦＴ研究者でもあるウォルター・リード氏の体験談をご紹介しましょう。

私は二〇〇六年九月から二〇〇七年六月までの間、第一〇山岳師団第二旅団コンバットチームとともにバグダットに派遣され、見張り役、医療研究者、衛生兵、薬剤師などのさまざまな仕事を行いました。ここでの私の経験は感情的に強烈な出来事とストレスに彩られ、果てしなく長く感じられるものでした。私が直接体験したものや同僚の体験も含めて、次のような出来事にさらされたのです：

・テロリストによる手製爆弾（IED）、小火器やロケットランチャーによる狙撃。
・アメリカ人、同盟国、イラク人の死傷者（敵味方の兵士、女性と子供も含めた一般市民）。

・膨大な死傷者、自殺、自傷、離婚、不貞、殴り合い、レイプ、アメリカ兵の捕獲と打ち首、テロリストの身柄確保。
・流血とそのにおい、肉片の腐敗と焼け焦げ、地雷などの罠、破壊された車両、襲撃を受けることへの絶え間ない恐れ。

派遣から戻ったその年に、私は米軍関連の医科大学医学部（ＵＳＵ）に入学しました。私はその初年度を良い成績で終えることができたものの、自分自身の生活の質（ＱＯＬ：クオリティー・オブ・ライフ）が目に見えて低下していることに気づいていました。私は自分が、もはやこの瞬間を生きてはいないことを理解しました。常に「目撃者」の立場で、自分の人生に起こる出来事を観察していたのです。そして同時に、さまざまな状況を心のなかで再現し、どうすれば違ったようにやり直せたのかを考え続けていました。笑うことも少なくなり、無知が幸せだった日々を思い出しては、過去の重圧を感じていたのです。

そうして一年が過ぎ、私は自分の体験をさまざまな人々に話し始めました。そうすることで、繰り返される苦しみからの平安を見出すか、あるいはそれらを「解放」しようと思ったのです。体験について話すことは少しは役に立ちました。しかし、それは思考のレベルでのことでした。

私は自分の身に起きていることが、「特異な状況下における通常の反応」であり、自分がベストを尽くしたのだということを理解しました。そして、それを知ったことはこの世界で生きるための私の力となりました。しかし、体験について話したにも関わらず、自分の症状が持続していることも間違いのない事実でした。

私は「良い」理解を得たと同時に、繰り返される感情として発生している自分の症状が、私の理性から独立した存在であることを認識しました。それらを解決・解消しようとしてどんな方法を用いたとしても、そこには決して届きませんでした。私はこの状況を、自分が支払うべき犠牲なのだと結論づけ、ベストを尽くしながらも報われない暮らしを続けていきました。

しかし、一ヶ月前に私はとてもパワフルな体験をしました。

イラクに派遣される前からの長い付き合いであるナンシーに出会ったのです。彼女は私に、EFTと呼ばれるある手法を試してもいいかと尋ねました。それは私が、繰り返される苦しい感情からの自由を得る助けとなるとのことでした。彼女はそれが、思考ではなく「感情」のためのツールだと言い、私はそれを試すことに同意しました。

そこで、私たちは二日間を通じて、合計で四時間のワークを行いました。結果はその場で現れました。知らないうちに私の心が作り上げていた防御的姿勢が、文字通り私の体から「引き下がった」のです。私は再び自分の体を感じ、涙と笑いを堪えることができませんでした。私はいまこの瞬間に存在することができるようになり、過去の状況を振り返ることは意識の半分にも満たなくなりました。イラクでのロケットランチャーの襲来を思い起こさせていたホイッスルやサイレンの音に対しても、「逃げるか、戦うか」という反応を示すことはさほどありません。全体的に言って、私は派遣される前の生活の質を取り戻すことができました。

それはまさしく「感情解放テクニック（Emotional Freedom Technique）」でした。それからというもの、私は常に上昇をし続け、過去の体験を大いなる力強さへと変換できるようになりました。私たちは平和の妨げとなっていたすべての記憶と感情に取り組み、それらを「タッピングで解放」していったのです。また、私はＥＦＴによる「セルフケア」の方法を学び、過去の何かが浮かび上がってきたときは、いつでも自分自身にＥＦＴを行うようになりました。

ＥＦＴは他のＰＴＳＤの人々にも効果を発揮しています。あるＥＦＴの研究では、思春期の少年たちがその対象となりました。彼らは、生家で受けた虐待のため、判事によってグループホームに移送された少年たちでした。研究では、少年たちを無作為に二つのグループに分け、片方のグループには最も痛ましい幼少期の記憶に対して一回のＥＦＴセッションを行い、別のグループは対照群としてＥＦＴを行いませんでした。

一ヶ月後の追跡調査では、ＥＦＴを受けたグループの九一パーセントの参加者が過去の感情が呼び起こされることが少なくなったと報告しました。また、トラウマ的記憶の影響を評価する、出来事インパクト尺度（Impact of Events Scale：IES）の調査では、全員の結果が正常とされる範囲内に収まっていました。

不安症の克服という面でもEFTの効果が研究されています。テストへの不安を抱えている大学生たちに、認知行動療法《にんちこうどうりょうほう》（CBT）と、EFT、およびWHEE（エネルギー心理学のもうひとつの手法）を行った結果を比較したところ、EFTとWHEEはともに、認知行動療法よりも迅速に成果を挙げたことが明らかになりました。

別の研究では、高校生たちをEFTを行うグループと、筋肉弛緩法（不安の軽減に効果的だとされている）を行うグループに無作為に分類して調査を行いました。EFTを受けたグループでは、テストへの不安が三七パーセント減少するという結果となりました。これは、筋肉弛緩法のグループよりも明らかに大きい減少となりました。また、人前で話すことへの不安について、ランダム化比較試験を行った研究もありました。その研究では、対照群と比較してEFTを行ったグループの人々は不安を克服し、自信を持つ度合いが高まったという結果が報告されています。

EFTに関する調査で最も興味深いものの一つは、スウェーデン・ルンド大学教授のグニラ・ブラットバーグ医師が行ったものです。彼女の研究は、線維筋痛症による痛みと衰弱に苦しむ患者たちが対象だったのですが、彼女はそのEFTによる取り組みのすべてをインターネット上で行ったのです！　患者たちは八週間のオンラインプログラムに登録し、自分自身でEFTを行いました。そして、プログラムが終了したときの報告では、人々の二九パーセントでうつ的症状の改善、二二パーセントで痛みの減少が見られました。

本書や、ホームページの内容を読みながら線維筋痛症の研究を思い出してください。オンライン講座の最中に一緒にタッピングを行うだけでも効果があります。またEFTのトレーニングを進める中でボローイング・ベネフィット（「恩恵にあずかる」：ある人がグループの前で自分の問題についてEFTを行い、それを見守る側も一緒にタッピングを行うグループセッションの一形態）という方法を学ぶこともあるでしょう。その方法では、画面上または舞台に上がっている人々を見ながら、彼らと一緒にタッピングを行うのですが、それだけでも大きな変化を感じられます。

フィリピンのマニラにある聖トマス大学の研究では、中程度から重度のうつ症状を示す青年期の大学生たちに、九〇分間のグループEFTを行いました。その結果、驚くべきことに七二パーセントのうつ症状の軽減が見られました。この節のはじめでご紹介した、五九人の退役軍人を対象とした研究でも、彼らのPTSDが改善すると同時に、不安、うつ状態、痛みといった症状が明らかに小さくなっていきました。

この他にも、さまざまな研究でEFTによって痛みが改善したという結果が得られています。これらの多くは、オープントライアル（非盲検試験）であり、単純にEFTの前後で症状を比較したものです。このように、対照群が存在しないオープントライアル試験は、ランダム化比較試験と比べて信頼性が低いと見なされます。確かに、EFTの前後で同じ症状に対する痛みのレベルは下がっていますが、プラシーボの影響や、EFTを行わなかったグループとの違いを明確に証明することができません。

とはいえ、これらのオープントライアルの結果は私たちにとって重要な意味を持っています。EFTの前後で痛み（もしくは、不安やうつ状態）が改善したことは事実であり、痛みを大幅に改善したこれらの人々は、その実験が厳密であるかどうかに着目していたわけではないからです。

EFTのボローイング・ベネフィットの効果についても、二一六名のヘルスケア従事者を対象とした研究が行われました。その二一六名はそれぞれ、医師、看護師、カイロプラクター、心理学者、代替医療従事者といった支援職の人々でした。

その研究で、二時間のボローイング・ベネフィット・セッションを行ったところ、彼らの不安とうつ的症状は目に見えて改善されました。痛みが軽減した人は六八パーセント、また、チョコレート、アルコール、薬物、タバコやコーヒーといった依存性物質への強い欲求が下がった人は八三パーセントに上りました。三ヶ月後に追跡調査を行ったところ、その改善の大部分がよい状態を保っていました。また、その実験以降もEFTを続けた人々は、そうしなかった人と比べて、より多くの改善を為し遂げていることが明らかになりました。

私とオードリー・ブルックスの二人で行ったこの研究には、ある一つのモデルがありました。それは、ゲアリー・クレイグのワークショップの中で行われた、テキサスA&M大学のジャック・ロウ教授による初めてのオープントライアルです。

今回の研究と同じく、ジャック・ロウ博士はEFTを行う前後で一〇二名の参加者の心理的問題（不安やうつ状態など）を注意深く測定し、結果として参加者に単なる心理的問題の領域を超えた改善が見られたことを発見しました。また、今回の二つの研究は、EFTに対する初期の批判の一つへの反証となります。EFTに批判的な人々は、ゲアリー・クレイグがEFTによって効果を出しているのは、彼だけが持つ独特の才能のおかげだと主張していました。しかし、ボローイング・ベネフィットの研究では、EFTを私から受けた二つのグループと、ゲアリー・クレイグから受けた四つのグループで、統計学上の有意な違いは認められませんでした。

また、中毒者であることを自覚している三八名の人々を対象とした、別のボローイング・ベネフィットの研究でも、彼らの幅広く深刻な心理的問題に目覚ましい成果があったことが明らかになっています。似たような状況で行われた四番目の研究でも同様の結果が得られました。トレーニングを受けたEFTプラクティショナーであれば、誰がボローイング・ベネフィットを行ったとしても、そこから得られる成果は一貫したものでした。このことは、特定の熟練者が心理的改善をもたらしたのではなく、ＥＦＴがその違いを生み出していることを示しています。

ＥＦＴが有効だと思われる、もう一つの深刻な症状は外傷性脳損傷《がいしょうせいのうそんしょう》（ＴＢＩ：頭部に物理的な衝撃が加わることで起こる脳損傷）です。イラクやアフガニスタンに従軍した退役軍人の四万五千〜九万人が、この症状に苦しんでいると考えられており、めまいや身体的アンバランス、強烈な頭痛などがＴＢＩの典型的症状です。退役軍人のＰＴＳＤを調査した研究チームはＴＢＩの症状の変化を予期しておらず、あくまでも一つのデータとして、ＰＴＳＤに伴うＴＢＩ症状の激しさを記録していました。そして、彼らが驚いたことに、六回のＥＦＴセッションによってＰＴＳＤが軽減された結果、ＴＢＩの症状も平均して二九・一一パーセント減少していました。ＥＦＴはさまざまな重度の病に用いられてきましたが、その問題の核となる感情に働きかけたとき、身体症状が軽減したり完全に解消することが当たり前のように起こっています。

またＥＦＴはダイエットの助けとなることも示されました。オーストラリア・グリフィス大学のピーター・ステイプルトンのチームによって行われたランダム化比較試験において、その対象者の食物への強い欲求が明らかに減少していることが示されました。これは、前に述べた二一六名のヘルスケア従事者を対象とした研究と同様の変化です。長期的に見て、この欲求の変化は体重の減少につながります。この研究から得られた貴重な経験や、その他の有効な取り組みは『EFT for Weight Loss』という書籍にまとめられています。

◉――EFTはスポーツにも効果を発揮する

EFTは疾患を持った人々だけではなく、健康な人にとっても役立ちます。優秀なアスリートを対象とした研究では、一五分間のEFTセッションによってアスリートの不安がスッキリと解消され、それによってスポーツのパフォーマンスが大きく向上することが明らかになりました。このランダム化比較試験は、EFTスポーツコーチであるグレッグ・ウォーバートンの指揮の下、オレゴン州立大学で実施されました。

そこで、グレッグと私は男女両方のバスケットボールチームのパフォーマンスを計測することにしました。まず彼らのフリースローの成功回数とジャンプの高さの両方を計測し、その後、片方のグループにはEFTを行い、別のグループにはプラシーボ的な治療を行ったのです。その結果、EFTを行ったグループでは、対照群と比べてフリースローの成功率が三八パーセント改善しました。

また、オーストラリアリーグの年間最優秀ピッチャーであるパット・アヒーナは次のように述べています。

「私はEFTの効果に本当に驚いています。私にとってEFTはピッチング、ランニング、ウェイトトレーニングなどと同じく、とても重要な毎日の手順となっています。より安定してピッチングをコントロールできますから、重要な試合でも以前より楽に結果を出せるようになっています。EFTで手に入れたメンタルの強さによって、私はごく普通のプレーヤーから一流のアスリートになったのです」

アリゾナ・カーディナルズのラインバッカーだったセス・ジョイナーも次のように述べています。

「ゴルフはあなたのメンタル面が強く反映されるスポーツです。あるホールでのミスや、一回のミスショットでラウンド全体が台なしになることもあります。EFTはゴルフコース上の私の考え方、落ち着き、集中力を改善してくれました」

オレゴン州立大学バスケットボールチームの例でも明らかなように、EFTはその選手のパフォーマンスがピークに達していると思われる場合でも、さらなる改善への助けとなります。このようなEFTの使い方については、『EFT for Sports Performance』という書籍で詳しく説明されています。また、さまざまなスポーツに応じて、EFTの専門的な使い方を解説した書籍も発表されています。

EFTでも、他の治療法でも研究者たちが決まって尋ねるのは、「その効果は長続きするのか？」ということです。フォローアップ（継続調査）も含めたすべてのEFTに関する研究において、その参加者がＥＦＴによって成し遂げた成果は、少なくともその後も変わらず継続していました。退役軍人のＰＴＳＤを対象とした研究に関して言えば、ある研究では六ヶ月たった後でも、対象となった八六パーセントの人々がＰＴＳＤの臨床的基準を下回っており、別の研究では、研究から二年が過ぎた後でもＥＦＴの成果が継続しているという結果が得られました。

◉――人間行動のメカニズム

ここでご紹介してきた研究は、ＥＦＴを行うことでどのような結果が得られたのかを調査したものです。ですから、それがオープントライアルかランダム化比較試験であるかに関わらず、これらの調査は「成績調査《せいせきちょうさ》」と呼ばれる種類の研究であり、研究者たちの「結果として、この療法で何が得られるのか？」という疑問に答えるものです。

そして、別の科学的質問は、「何が、どのように起こっているのか？　その結果を生み出すために、体内で何が起こっているのか？」というものです。

そして、この「ボンネットの下」のエンジンの働きを調べるタイプの研究は、通常「成績調査」の後に行われ、その期間が数年から数十年かかることも珍しくありません。一般的にＥＦＴのような新しい療法は実際の治療現場で編み出され、その後、「成績調査」によってその成果が計測されます。「何が、どのように？」という最終的な質問の答えは、それよりずっと後に見いだされるのです。

このように迅速で劇的な変化を生み出すために、体内の神経系、ホルモン系、遺伝子で何が起こっているのか？　これについては、専門誌の審査を受けた論文が数多く発表されています。そして、これらの論文ではさまざまな発見の中でも、特に身体のツボを押すことがツボに針を刺すのと同じくらい効果的であり、ツボを刺激することで、恐怖を沈静化する信号が脳の辺縁系に直接送られることが示されています。そして、ツボへの刺激がＰＴＳＤ、うつ状態、不安、痛みなどのさまざまな問題に効果的であることも明らかにされています。ＥＦＴやツボの効果に関する論文の概要、研究成果などの情報は、ウェブサイトwww.EFTUniverse.comの「メカニズム」コーナーにまとめられています。

私は数人の同僚、および数多くの熱心なＥＦＴボランティアの協力を得て、身体の生理的変化を観察する実験を計画しました。そして、その研究では、参加者を無作為に三つのグループに分けました。一つ目はＥＦＴコーチングセッションを受けるグループ、二つ目は比較対象として従来のトークセラピーを受けるグループ、そして三つ目は、まったくセッションを受けずに待合室で休息するだけのグループです。

このランダム化比較試験では、被験者の不安、うつ状態やその他の心理的問題のレベルを調査することに加えて、ストレスホルモンとして知られるコルチゾールのレベルを計測しました。人が「逃げるか、戦うか」という状態にあったり、ストレスを感じていると、私たちの体はより多くのコルチゾールを作り出します。そして、私たちがリラックスすると同時に体内のコルチゾールレベルが下がり始めます。

また、コルチゾールは老化、および体重増加の主要なホルモンと見なされています。長期にわたってストレス状況下にある人は、より多くのコルチゾールを体内に作り出します。これによって体内の細胞は老化し、通常より早く死滅します。そして、「逃げるか、戦うか」という反応によって作り出された血中ブドウ糖は、肝臓の周りの脂肪細胞に蓄積されます。これによって、ウェストラインの脂肪がますます大きくなるのです。

私たち研究チームは、不安やうつ状態といった心理的症状の減少に伴って体内のコルチゾールレベルも下がるはずだと考え、参加者のコルチゾールレベルをセラピーセッションの直前と、セッションから三〇分経った時点の二回に分けて計測しました。こうすることで、セラピーによる心理的問題の軽減度合いを、コルチゾールレベルの減少という形で計測できる見込みがありました。

実際に三つのグループすべてでコルチゾールレベルは下がっていました。しかし、何より私たちを驚かせたのは、ＥＦＴグループのコルチゾールレベルの下がり方でした。トークセラピーを受けたグループのコルチゾール減少率は約一五パーセントで、これは落ち着いた環境で静かに座っていたグループもほぼ同様の減少率でした。それに対して、EFTセッションを行ったグループではさらなる減少がみられ、なんとコルチゾールレベルが二四パーセント減少していました。

また、コルチゾールは、ストレス時に一瞬で発現するIEGストレス遺伝子と交感神経系の変化にも関連しています。ですから、コルチゾールレベルが下がったということは、EFTを行った後に身体全体のストレス反応が「警報解除」のメッセージを受け取ったことを意味しています。これによって、ストレス状況下で遮断されていた、免疫機構をはじめとする私たちのあらゆる生理学的システムが機能を回復するのです。

◉――ストレスとトラウマに対して（拮抗条件付け）

「ストレス」という言葉は、一九二〇年代にカナダ人医師ハンス・セリエによって作り出されました。彼は、自分が訪れたいくつもの病院で、ほとんどの患者にいくつもの症状が共通して起こっていることに気づきました。そして、彼はその機能不全状態に対する総称して「ストレス」という用語を用いました。

同時期のロシアでは、イワン・パブロフが条件反射の実証実験で有名になっていました。パブロフは犬に餌をやる前に、必ずベルを鳴らしました。そのうちに、犬たちはエサがなくても、ベルの音を聞くだけで唾液を垂らすようになりました。犬たちはベルが鳴ると餌がもらえるという結びつきを学習し、実際には餌を見ていないにもかかわらず、その結びつきが唾液の分泌という生理的反応を生じさせたのです。行動心理学の用語を用いるならば、その犬たちは「条件反射」を教えられていたと言えるでしょう。

そして、アメリカの行動心理学者B・F・スキナーは、この一連の条件反射的行動が、いくつもの小さな要素に分解できることに気づきました。また、その一方で南アフリカの精神科医ジョセフ・ウォルピは、トラウマ的記憶に対する「拮抗条件付け《きっこうじょうけん》」の実験を行い、その記憶と何らかの無害な刺激を一対のペアとすることで、トラウマの緩やかな減少が導かれることを明らかにし、彼はこれを「相互抑制《そうごよくせい》」と呼びました。ウォルピと彼に続く多くのセラピストは、トラウマ的出来事を記憶に呼び起こさせるため、「曝露《ばくろ》（エクスポージャー）」という手法を用いました。クライアントがストレスフルな記憶を呼び起こす（エクスポージャー）のと同時に、その記憶に対する「逃げるか、戦うか」という反応を脱感作する目的で、治療的処置としてクライアントの脅威とならない刺激が与えられます。

一九七〇年代、行動療法の世界において、心理学の新しい流れである認知療法が台頭してきました。そして、認知療法、および認知行動療法（CBT）は今日の世界で幅広く利用されており、まさに心理療法の主流となっています。認知療法は私たちのさまざまな「認知」を変えることに集中します。私たちの頭の中にある、自己と世界に対する概念に着目するのです。

たとえば私たちは、さまざまな問題に対して次のように信じているかもしれません。仕事で問題が起きるのはマネージメントが悪いからだ。国の問題は政府に責任がある。あのパートナーのせいで人間関係が難しくなっている……などなど。

問題は「むこう側にある」。

私たちの認知がそう認識している限り、自分自身に問題に働きかける力があるとは感じられないでしょう。認知の変化によって、問題となる状況を支えている自分の役割に気づかない限り、それを変える力を私たちが発達させることはありません。

典型的な事例として、ある認知行動療法セラピストが紹介したのはコンピュータプログラマ「Aさん」のケースです。Aさんは、

『外出することへの恐れからくるパニック障害』への治療を求めており、その兆候が現れてから少なくとも五年は経っていました。彼の症状は、ほぼ引きこもりと言えるほど悪化していましたが、かろうじて職場までの七～八キロの道のりを運転することはできていました。彼はパーティションで遮られた職場に閉じこもって仕事をし、社会との接点はほとんどありませんでした。車で町に出て友人に会うことや、近くのショッピングモールまでドライブすることを考えたとたん、Aさんの頭の中には次のような思いがわき上がることでしょう。

『きっと無理だ……気絶して心臓発作になるかもしれない……気が動転してパニックになる

だろう……車でぶつかって、自分のせいで誰かを殺してしまうかもしれない』

そして、その『かもしれない』という予測のあまり、彼はその考えによって引き起こされる激しい不安と自律神経《じりつしんけい》の興奮を感じており、その結果として職場以外へのドライブを避け、人が多い場所へは決して出て行かないという行動を取っていました。こうした活動を避ければ避けるほど彼の基本的不安は強められ、やがてその症状は非常に根深いものとなっていました」

そして、そのセラピストはクライアントの認知を変えるためにCBTのテクニックを用い、クライアントの恐怖に対する拮抗条件となる新しい思考を開拓する手助けをしました。

◉――脳はポジティブに鍛えられる

CBT（認知行動療法）とエクスポージャー（暴露法）セラピーは感情的トラウマの治療法として、長きにわたる成功の記録を打ち立ててきました。感情的トラウマが解消されたとき、私たちは単にこれまでと違う感覚を感じるだけでなく、新しい認知に応じて自らの脳の配線を置き換えます。

「脳の成長は約一七歳で頂点に達し、それ以降は変化することはない」

一九八〇年代の後半に至るまで、脳に関する生物学的一般見解はこのようなものでした。

しかし、一九九〇年に入ってから行われたさまざまな実験で、私たちの脳の神経回路が常に変化していることが明らかになってきました。

筋肉がウェイトトレーニングによって発達するように、私たちの脳も刺激によって成長し、遺伝子さえもエピジェネティック（後生的）シグナルによって活性化し変化します。たとえば、ロンドンのタクシードライバーは、海馬《かいば》と呼ばれる脳の領域が発達しています。彼らは、複雑に張り巡らされた古い都市の道筋を完璧にマスターしなければならないのですが、これは非常に高い記憶力が求められる課題です。そして、この課題を達成するため彼らの脳は新しいニューロン（神経細胞）を発達させます。

エリック・キャンデル医学博士は、ほんの一時間ほど刺激を繰り返すことで神経束内の接続細胞の数が二倍になり得ることを明らかにし、その業績によって二〇〇〇年にノーベル医学賞を受賞しました。それはまるで、あなたの家の電気配線が二倍になるようなものであり、私たちの体がそれだけの量の新しい配線をまったくの短時間で作り出せるのは驚くべきことです。そして、それとは逆のことも起こりえます。私たちがある神経経路をまったく使わなければ、その神経は収縮し始めます。

私たちの脳の使い方に応じて、それらの神経は日々、一時間毎にその接続を変化させています。これは、「神経（ニューラル）の可塑性《かそせい》」と呼ばれる現象です。そして、この用語はとても意味深いものです。なぜならそれは、自らが処理した思考、感情、体験によって、脳自身がパテのように柔軟に自分自身の姿を変えていく様子をイメージさせるからです。

ＰＴＳＤで苦しんできた退役軍人はもちろん、大きな感情的トラウマを体験した人々の脳は長期にわたる変化にさらされます。フラッシュバックや繰り返すトラウマ的記憶といったさまざまなネガティブな刺激によって、彼らの神経回路はその接続を変えていきます。また、統合失調症《とうごうしっちょうしょう》患者の脳も長期間にわたって同様に変化します。そして、不安を処理する助けとなる彼らの遺伝子も、心理的疾病によって生じるエピジェネティック（後生的）シグナルによって、常にその力を奪われているのです。

ＣＢＴ、曝露法（エクスポージャー療法）、ＥＦＴといった心理的苦痛を解消する助けとなるさまざまな療法は、神経束に新たな拮抗条件的記憶を組み込むことで、可塑性を持つ私たちの脳にポジティブな回路を作り出します。

次の章では、**ＥＦＴの最も基本的な手順である「ベーシックレシピ」**について説明します。ベーシックレシピはとても短い手順でありながらも、これまでに発見された重要な要素をすべて含んでいます。

ＥＦＴの言語的側面（手順に含まれる言葉の役割）は、「強い感情を伴う特定の出来事を思い出し」、その記憶に「ポジティブな自己承認的フレーズ」を結びつけます。そして、その出来事を思い出すことは「エクスポージャー」を伴い、その記憶と自己承認的フレーズが結び合わされることで認知的変化の可能性がもたらされます。これは、「トラウマとなるような出来事の記憶に結びついた、身体の条件反射的ストレス反応」に対する、新たな拮抗条件付けとなります。

ＥＦＴによって以前の条件反射的反応がよりポジティブな反応に置き換えられたとしても、あなたがそのストレスフルな出来事を忘れるわけではありません。実際のところ、その記憶がより鮮明になることもあり得ます。しかし、もはやその記憶によって身体のストレス反応が引き起こされることはありません。

その記憶にリンクする経験としてＥＦＴがもたらす鎮静効果が関連付けられた時、もはやその記憶には「逃げるか、戦うか」という反応のラベルが付けられることはありません。むしろ、その記憶は感情的中立さをもたらします。

一度でも条件反射的反応を打ち破ってしまえば、感情の苦痛をまったく感じることなくその記憶について考えることができるのです。記憶自体は残り、付随する感情は消え去ります。そして、その記憶に対する認知的経験も変化します。ＥＦＴはその言語的側面によって、認知行動療法（ＣＢＴ）とエクスポージャー療法の二つの要素を利用しているのです。

政府機関として医療的基準と研究の中心的役割を担う、国立衛生研究所（ＮＩＨ）の医学部門である医学研究所（ＩＯＭ）によって、二〇〇七年にＰＴＳＤの治療効果に関する調査が行われました。そして、これまでに行われたあらゆる科学的研究を注意深く検討した結果、一般的に利用可能な療法として認知行動療法（ＣＢＴ）とエクスポージャーセラピーが最も効果的であることが明らかになりました。二〇〇七年の時点ではＰＴＳＤに対するＥＦＴの研究は十分なものではなく、ＩＯＭの研究者はその成果を評価することができませんでした。

しかし、政府機関によるその後の調査では、ＥＦＴのような新しいセラピーの価値を評価するための新たな研究結果が用いられることでしょう。この本で述べてきた以外にも、ＥＦＴに関する数多くの研究がなされており、その数はいまも増え続けています。最新の研究に関する情報はウェブサイトに掲載されており、その情報は常に更新されています。

◉――キャラハン博士の驚くべき体験

「古代東洋医学の伝統であるツボを利用したエネルギー調整テクニックは、身体症状と同様に心理的問題にも適用可能である」

一九七〇年代の後半、臨床心理学者のロジャー・キャラハンはこの発見によって偉大なブレークスルーをもたらしました。その時彼は、極度の水恐怖症に悩むメアリーとその問題に取り組んでいました。彼女は水への恐れから来る、慢性的頭痛と悪夢に苦しんでいたのです。彼女は何年もの間、助けを求めてセラピストを渡り歩いていました。しかし、実質的な改善は見られないままでした。

キャラハン博士は一年半にわたって従来の一般的手法で彼女を援助しようと試みましたが、大きな状況の改善は見られませんでした。そしてある日、彼は一般的なサイコセラピーの「境界」を一歩踏み出しました。身体のエネルギーシステムを研究していた彼は、ある好奇心から彼女の目の下を指先でタッピングしようと考えたのです（その場所はツボでいえば胃経《いけい》の末端です）。それは、彼女が胃の不快感を頻繁に訴えていたからでした。

驚いたことに、タッピングの直後、彼女は自分を悩ませていた水が怖いという考えが消えてしまったと告げ、プールに駆け寄りその水を自分の顔に浴びせはじめたのです。恐れもなく、頭痛もありませんでした。悪夢も含めたすべてが消え失せており、それは二度と戻ってきませんでした。水恐怖症はすっかりなくなったのです。

このような結果は、従来のサイコセラピーの領域ではまれなことですが、ツボをタッピングする療法ではごく普通のことです。その経験から、最終的にキャラハン博士はツボのタッピングをベースとした総合的なセラピー体系を開発しました。その体系は思考場療法《しこうばりょうほう》、もしくはTFTと呼ばれています。多くの場合、TFTは一回のセッションでクライアントの恐怖症を解消することが可能であり、うつ、不安症といった他の心理的問題にも良い結果が期待できることが示されました。

TFTにはツボへのタッピングだけでなく、筋反射《きんはんしゃ》を使った入念な診断手順が含まれています。セラピストがクライアントの特定の筋肉に圧力をかけ、その筋力の強さの変化を判断します。この筋肉反射テストは治療の前後に行いますし、TFTではタッピングするツボの位置と順番もこの方法で診断します。そして、キャラハン博士はこのタッピング・シーケンス（特定のツボを決まった順序でタッピングする一連の流れ）を「アルゴリズム」と呼んでいます。

この筋肉反射とそれを用いた診断手順はTFTの中心と言えるものですが、EFTではそのすべてを省略しています。**EFTはいくつかの特定のポイントをタッピングするだけ**です。そのポイントはたったの一二箇所であり、すべてをタッピングしても二分もかかりません。これらのポイントだけで、あらゆる問題に迅速に対処できるのです。

手順がシンプルで所要時間も短くなれば、一回のセッションでより多くの痛ましい感情的記憶に対処できます。また、EFTを素早く習得し、自分自身をケアすることも可能となります。EFTのタッピングはその出来事に意識を向けながら（「エクスポージャー」しながら）行われます。エクスポージャーはトラウマへの対処法として有効なものであり、その効果は米医学研究所（IOM）の評価でも明らかです。

このように、EFTは他の療法も組み合わせながら、認知的変化にも働きかけているのです。**ツボの刺激という東洋のパワフルなエネルギー調整テクニックと、エクスポージャーセラピーとして確立された西洋の素晴らしい認知的アプローチ**。EFTはこれらを組み合わせることで、迅速な心理的変化をもたらします。EFTがこれほど早く普及したのも、その有効性、効果の迅速さ、手順の単純さがあってこそです。これまでに一二〇万人もの人々がこのマニュアルの初版をダウンロードし、推定で六〇〇万の人々が世界の各地でEFTを自分で用いたり、クライアントとしてEFTの効果を体験しています。

しかし、EFTに関する研究はまだ始まったばかりです。根深い心理的問題が奇跡的なスピードで解消されることをキャラハン博士や他の人々が発見したとき、なぜそれが可能であるのかを示す科学的な答えはほとんど存在していませんでした。まだ、エピジェネティック（後生的遺伝子変化）や神経（ニューラル）の可塑性については知られておらず、あるのは数千年にわたる鍼治療の歴史だけでした。

そして、このタッピングという分野の先駆者たちはエネルギー、鍼灸の経絡、量子物理学といった領域の中に起きている現象の説明を見出そうとしました。こういった説明が正しいとしても、それを証明するのは困難です。しかし、エピジェネティックや神経の可塑性が明らかになったいま、EFTの迅速な効果に対する確固たる科学的基盤に基づいた説明が見出されようとしています。

まず臨床現場で革新的な何かが起こり、その効果に対する研究が積み重ねられた結果、最終的に確固たる科学的実験が行われる。EFTのような革新的手法では、このような展開は珍しいものではありません。薬の薬効の歴史にも、同様の事例が豊富に見られます。アスピリンの効果に気づいていた医師たちは、その効果が解明される一〇〇年も前から臨床現場でこの薬を使用していました。これは、キニーネ（抗マラリア薬）といった薬や他の療法でも同様です。ＥＦＴの効果を検証する道のりは、目新しい事柄に対する典型的な事例となるでしょう。今後、さらなる研究が数多く行われ、それが進めば進むほど、私たちの身体にもたらされるＥＦＴの驚くべき効果とそのメカニズムへの理解が深まるのです。

この章で紹介したものも含めたさまざまな研究が、ＥＦＴの効果に対する客観的な証拠を提供しています。ＥＦＴについてより多くを学び実践していくとき、あなたは自分の身体が驚くべき速さで反応することを身を持って体験するでしょう。人生で体験したトラウマとなる出来事が幼児期の事柄だったとしても、あるいは一時間前の出来事であったとしても、その記憶に関連する電磁的エネルギーが、あなたの体の中で変化することをしっかりと感じることができるのです。

身体のアドレナリンとコルチゾール濃度が下がるにつれて、あなたが感じるストレスのレベルも低下します。そして、身体の交感神経系も落ち着きを取り戻すのです。**過去の心の傷に対処することを恐れる必要はない**。あなたはそれをすぐに理解するでしょう。いま、あなたが手にしているのは、古《いにし》えの生物学的反応パターンと凝り固まったエネルギーの解消を可能にするツールです。そして、このツールがあなたにもたらすのは、感情の自由というギフトです。ぜひここからページをめくり、ＥＦＴの基本となる「ベーシックレシピ」について、ゲアリー・クレイグの素晴らしくシンプルで明確な説明に目を通してください。

第2章

ベーシックレシピ——基本の手順

「あらゆるネガティブな感情は、
身体のエネルギーシステムの混乱によって引き起こされる」

これがEFT（エモーショナル・フリーダム・テクニック）の基本的前提であり、EFTではこれを「ディスカバリー・ステートメント（基本的宣言）」と呼んでいます。この概念の重要さは、どれほど強調しても強調しすぎということはありません。身体のエネルギーがなんの妨げもなく正常に流れているとき、私たちはあらゆる点で良好な状態です。しかし、私たちのエネルギーの流れがブロックによって停滞したり、あるいは身体の一つ以上の経絡《けいらく》の流れが混乱したとき、私たちを傷めつけるネガティブな感情が発生し、その感情によってさまざまな種類の身体症状が引き起こされます。そして、このような考え方は、数千年にわたって東洋医学の中心的要素となっていました。

✝ディスカバリー・ステートメント（基本的宣言）：

「あらゆるネガティブな感情は、
身体のエネルギーシステムの混乱によって引き起こされる」

EFTはしばしば「感情のための鍼《はり》治療」と呼ばれます。それは、このテクニックが自分の思考をさまざまな問題（痛み、痛ましい記憶、不快な感情、食べ物への強い欲求など）に集中させることと、特定のツボを優しくタッピングするという動作の組み合わせから成り立っているからです。EFTを適切に行うことで、ブロックされたエネルギーが流れだし、ほとんどの場合、それと一緒に問題の根底にある感情的な要素も解放されます。

EFTには次のような特徴があります。

・他の療法・薬が上手くいかない場合でも、EFTはしばしば効果を発揮します。

・EFTは約八〇パーセントのケースで問題の部分的、あるいは完全な解消をもたらしており、さらに熟練したプラクティショナーであれば九五パーセントを超える成功率を達成することが可能です。

・永続的な成果が得られることも珍しくはありませんが、場合によってはEFTを継続的に行う必要があります。しかし、症状が再発した場合でも、通常はEFTを繰り返し行うことで、その症状は効果的に軽減、もしくは解消されます。

・EFTのプロセスは常識的で突飛なものではありませんが、人々はしばしばその結果に驚きます。これは彼らが体験したことが自らの信念体系と現状では一致しないためです。EFTの手順は特定のツボを指先でタッピングするだけのシンプルなものですが、多くの人々が身体、感情、パフォーマンスの問題に対処するには、より複雑で難しい手順が必要だと信じています。

・EFTの基本手順を行うのは実に簡単です。幼い子供たちもすぐにそれを習得します。八歳から一〇歳の子供たちであれば、なんの苦もなく他の人にEFTのやり方を教えることもできます。EFTは特別な器具を必要とせず、行う場所も選びません。昼夜を問わず、どんな状況でも行うことができます。

・EFTは投薬、手術、放射線といった医療処置をまったく必要としません。実際のところ、EFTは従来の医療手段と大きく異なるため、医療従事者の人々もその結果を容易に説明できないことがしばしばです。

・クライアントの血液やさまざまな検査結果がどのような結果であっても関係はないようです。実際、あなたの見解がどのようなものであってもEFTは成果を発揮し得ます。それは、私たちが注目する真の原因が、診察室の中ではなくその外側で明らかになる傾向があるからです。

・しかしながら、私は医師のアドバイスを無視すべきだと言っているのではありません。むしろ、資格を有する医療従事者に相談することを強くお勧めします。EFTプラクティショナーの中には医師、看護師、歯科医、鍼灸師、カイロプラクター、マッサージ師、心理学者、カウンセラーといったヘルスケアの専門家が数多くいます。今後、EFTが認知されるにつれて、EFTに関する知識を持った資格のある医療従事者を見つけるのはますます容易になるでしょう。

・ＥＦＴを数分間行うことで、多くの場合にあなたの身体の健康は増進していくでしょう。もし変化がないとしたら、その根底にある感情の問題によって何らかの化学物質が作り出されているか、身体の緊張によって良い変化が妨げられていると考えられます。

・このような場合、ＥＦＴはその感情の問題を突き崩し、その影響を中和する理想的なツールとなります。そして、多くの場合それは数分で完了します。ＥＦＴはそもそも、数ヶ月、数年に渡るサイコセラピーの時間を削減すること、複雑なケースで必要となるセッションの回数を減らすことを意図して設計されているのです。

すべての人に効果のあるテクニックや手順はありませんが、しかし、具体的な問題にＥＦＴを試してみた人々の話を聞くと、その圧倒的多数が大幅な改善を体験しています。この素晴らしい成果は、病気の処方薬や外科手術といった医療処置に勝るとも劣らないものです。

「ＥＦＴをあらゆることに試しましょう」

私は、ＥＦＴのプラクティショナーと新たにＥＦＴを学び始めた方の両方に、このことを強くお勧めします。なぜなら、あなたのエネルギーバランスが整うとき、その良い影響はあなたの内面だけでなくその周囲にも広がるからです。

読者の皆さんはＥＦＴを学び始めたばかりかもしれませんし、あるいは、既に経験豊富なプラクティショナーであるかもしれません。いずれにしても、私はこの情報を皆さんと共有できることを心から喜んでいます。まちがいなくＥＦＴは自らの健康と幸せを自分自身で築きあげる助けとなります。そして、このマニュアルに書かれている説明やアドバイスが、きっとあなたの人生を一変させることでしょう。

◉問題を特定する（数値を測る）

通常ＥＦＴのセッションは、いま感じている不快さの度合いを0〜10のスケールで自己診断するところから始めます。そして、この0〜10のスコアを私たちは苦痛の度合い、もしくは苦痛のスケールと呼んでいます。計測する苦痛の度合いは頭痛の痛みや、中毒的欲求の強さといった身体的なものでも結構ですし、恐れ、不安、うつ状態、怒りといった感情の強さでもかまいません。

苦痛の度合い

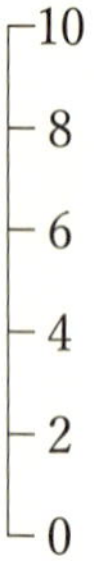

あらゆる問題について、ＥＦＴを行う前後のスコアを測るのはいいアイデアです。そうす

ることで、どれほどの前進が成し遂げられたのかを判断することができます。また、もう一つの重要な点は、その出来事や問題が最初に起こったときのスコアではなく、いまこの時点で感じている苦痛の度合いを測るということです。

その数値が厳密に正しいかどうかをあまり気にしすぎないでください。いわゆる「初心者」（ＥＦＴを学び始めた方への親愛の情を込めた呼び方です）の方々は、この数値が5か6か、2か3かということをあまりにも気にしすぎて、問題自体から意識が離れてしまう場合があります。練習を重ねれば、10点満点でスコアを測るのが簡単になっていきます。

ＥＦＴを始める前のスコア測定を覚えておくだけで、それはすぐに習慣になります。数値を決めることが難しければ、だいたいの値でもかまいません。それでも実際のところうまく機能します。そして、そのスコアはＥＦＴを行う前と行った後の比較をするための一種の目安となります。

後から見直すために、そのスコアだけでなく、他のいくつかの情報もメモしておくことができます。たとえば、あなたが体の痛みに取り組んでいるとしたら、痛む箇所はどこか？どれくらい体を動かす妨げとなっているのか？　体を左右に動かすと痛みが強まるのか？座っている時と立っている時で痛みに差があるのか？　などといったことを考えてみましょう。

また、子供たちにＥＦＴを行う場合、痛みや不快感の強さを両手を広げて表現するという方法もあります。痛みが強ければ両手を大きく広げ、小さければ両手を近づけるのです。子供たちにとっては、スコアを数値で測るよりも、両手を使って「大きい」、「小さい」と表現するほうが簡単かもしれません。

その方法があなたにとって役立つものであれば、どのようなやり方を選んでも構いません。EFTの前後で数値、もしくは度合いの変化を確認し続けることは、いまの取り組みがどの程度有効であるのかを調べる最も有効な方法なのです。

スコアを測るというやり方は、身体の痛みだけでなく感情にも適用することができます。まず、これまであなたを悩ませてきた出来事や記憶に意識を向けます。そして、それに対して、あなたがいま感じている怒り、不安、憂鬱さ、動揺などの強さを0～10のスケールで測ります。その感情があなたにとってまったく問題とならなければ、そのスコアは0です。そして、これまでにないほど強い感情を感じていれば、そのスコアは10となります。毎回のタッピングの前に、いま感じている感情の強さを測り、それを記録しておくことを習慣にしましょう。

では、これからベーシックレシピについてご紹介します。この手順がEFTの基本です。

◉――ベーシックレシピ（ショートカットバージョン）

レシピというものは、いくつかの決まった材料を決められた順序で加えていくものです。あなたがパンケーキを作るのであれば、使う材料はコショウではなく砂糖でしょうし、砂糖を生地に入れるのはオーブンで焼く前でなければなりません。材料と手順が違えばパンケーキは完成しません。

EFTの基本手順にも同じようなレシピがあります。いくつかの決まった材料（ステップ）があり、それらが特定の順序で組み合わされているのです。料理について学んでいる人は、広く知られた定評のあるレシピに従うことで最も良い結果を得ることができます。同様にEFTについて学び始めた人も、ベーシックレシピをマスターすることが最も良い成果への近道です。そして、熟練したシェフがさまざまな工夫をこらすように、いったん基本をマスターしてしまえば、それらをアレンジすることができます。

このマニュアルで私がお伝えするEFTのやり方は、「**ショートカット**」と呼ばれる手順です。このショートカットと呼ばれる手順は、他のEFTセミナーでお伝えしている内容をすべて含んでいるわけではありません。

また、EFTの最も初期に行われていた「ナイン・ガミュート」というステップも省略されています。この「ナイン・ガミュート」のステップは（ショートカットではない）完全なベーシックレシピの手順に含まれるもので、場合によっては役立つものです。しかしながら、EFTを開発してしばらくすると、私はこのショートカットがほとんどのケースで非常にうまく機能することに気づきました。

そして、いままでは私を含めたほとんどのEFTプラクティショナーが、このショートカットを主要な方法として用いています。ショートカットは簡単に学ぶことができ、所要時間は一分もかかりません。とはいえ、私は完全な基本手順について学ぶか、少なくともその方法を理解しておくことをみなさんにお勧めします。ショートカットで望む結果が得られなかった場合、完全なベーシックレシピの手順を試すことができるからです。完全なベーシックレシピの手順は、このマニュアルの付録Aで説明しています。

ここではショートカットの手順に的を絞って、EFTを始めるために必要な事柄を説明していきます。

◉——手順 #1：セットアップ

ベーシックレシピを行うことはボーリングのゲームと似たところがあります。ボーリングレーンの一番奥にはある装置があり、その装置は散らばったピンを完璧な順番に並べることで、ゲームのセットアップ（準備）を行います。そして、「セットアップ」が完了したら、あとはボールを投げてピンを倒すだけです。

これと同じく、ベーシックレシピも「**セットアップ**」から始まります。ボーリングのピンのように、最初にあなたのエネルギーシステムを整えるのです。この手続き（セットアップと呼ばれる）は、ベーシックレシピの残りの手順（ボーリングの球）が正常に機能するようにエネルギーシステムの準備を整えます。これは、プロセス全体にとって非常に重要なものです。

もちろん、あなたのエネルギーシステムはボーリングのピンではなく、繊細なエネルギーの回路がいくつも集まったものです。このボーリングのたとえは、「エネルギーシステムの混乱を取り除く前に、そのシステムの適切な方向付けが必要」であることを強調し、セットアップの目的を理解していただくためのものです。

あなたのエネルギーシステムは電気的干渉の影響を受けることがあり、この電気的干渉はバランスを整えようとするタッピングの効果をブロックします。ですから、まず電気的な干渉によるブロックを取り去っておかなければ、ベーシックレシピはその機能を果たしません。そして、そのブロックを取り去るのがセットアップの役割です。

専門的にみると、この電気的な干渉によるブロックとは体内のエネルギーシステムの「極性《きょくせい》が逆転」した状態だといえます。これは、ネガティブな感情の原因となる「エネルギーの混乱」とは別のものです。

別のたとえで考えてみましょう。懐中電灯などの電池で動く器具を思い浮かべてください。電池がなければそれは動きません。そして、電池を入れるのであれば、「正しい向きに入れなければなりません」

ご存じのとおり、電池には＋と－のマークがついていて、それは電池の極性を示すものです。そのマークの通りに電池を入れると、電気が正常に流れてライトは問題なく点灯します。しかし、電池を逆向きに入れたらどうなるでしょうか？　ぜひ実際に試してみてください。もちろんライトは点灯しません。まるで、電池が入っていないかのような動作です。あなたのエネルギーシステムの極性が逆転しているときにも、このようなことが起こります。それは、電池が逆向きに入っているようなものです。あなた自身が「ひっくり返って」動けなくなるということではありませんが、幅広い領域であなたの活動は機能不全に陥るでしょう。

◉――心理的逆転

このような極性の逆転には「心理《しんり》的《てき》逆転《ぎゃくてん》」（詳しくは二五〇ページを参照）という正式な名前が付いています。それは、非常に興味深い発見であり、ヒーリングや個人のパフォーマンス向上の全域にわたって広範囲に出現します。

この心理的逆転はある疾病が慢性的なものであり、通常の治療がまったく効果を発揮しない理由を説明するものです。また、ある人々がダイエットに非常に苦労したり、中毒性物質の摂取を止められない理由でもあります。そして、才能あるアスリートが突然「フリーズ」して致命的なミスを犯したり、自分の能力をフルに発揮できない理由でもあります。これは文字通りの意味で自己破壊の原因なのです。

心理的逆転は潜在意識の中でしばしば浮かび上がる、自己破壊的でネガティブな考えによって引き起こされます。したがって、意識の範囲でそれに気づくことはありません。

そして、平均的に約四〇パーセントの割合で存在し（そして、ＥＦＴの働きを妨げ）ます。ある人々は非常にわずかな心理的逆転しか持っておらず（それはまれなことです）、ある人々はほとんどの時間それに悩まされています（これもまれなことです）。ほとんどの人は、この両極の間のどこかに落ち着きます。心理的逆転はいかなる感情も生み出さないため、あなたがその存在に気づくことはないでしょう。もっともポジティブな人たちでさえ、その影響を受けるものなのです……もちろん私も例外ではありません。

心理的逆転はＥＦＴも含めたあらゆるヒーリングの試みを妨げ、何をやってもピクリとも変わらないという結果をもたらします。ですから、ベーシックレシピが効果を発揮できるように、まずそれを修正しておかなければなりません。

心理的逆転が存在しているかどうかがはっきりしないとしても、私たちはそれを修正する手順を行います。修正には一〇秒もかかりませんし、仮に心理的逆転が存在していなかったとしても悪影響を及ぼすことはありません。しかし、心理的逆転が修正されないまま残っていたとしたら、それはあなたの成功を妨げる大きなブロックとなります。

セットアップは、以下の二つの内容を含んでいます：

①アファメーションを三回繰り返し言う。
②それと同時に、心理的逆転を修正するための動作を行う。

◉――アファメーション

心理的逆転はネガティブな考えに伴って生じるものですから、逆転を修正する手順の中に、ネガティブな思考を中和する**アファメーション**が含まれるのは驚くべきことではありません。EFTでは次のようなアファメーションを用いています。

・私は（　　　　　）だけれど、それでも自分自身を深く完全に受け入れます。

空白の部分には、あなたが取り組みたいと思う問題を短い言葉で当てはめます。いくつかの実例を見てみましょう。

・私は腰に痛みを抱えているけれど、それでも自分自身を深く完全に受け入れます。
・私は人前で話すことが恐いけれど、それでも自分自身を深く完全に受け入れます。

・私は頭が痛いけれど、それでも自分自身を深く完全に受け入れます。
・私は父へ怒りを感じているけれど、それでも自分自身を深く完全に受け入れます。
・私には戦争の記憶があるけれど、それでも自分自身を深く完全に受け入れます。
・私は肩がこっているけれど、それでも自分自身を深く完全に受け入れます。
・私はいくつもの悪夢を見るけれど、それでも自分自身を深く完全に受け入れます。
・私はアルコールが欲しくてたまらないけれど、それでも自分自身を深く完全に受け入れます。
・私は蛇が怖いけれど、それでも自分自身を深く完全に受け入れます。

ここで挙げたリストは、ＥＦＴで対処できる無数の問題のほんの一部分に過ぎません。また、次のように変化を持たせたアファメーションを用いることもできます。

・私は自分自身を受け入れます、たとえ（　　　　）だったとしても。
・私は（　　　　）だけれど、それでも自分自身を心から深く受け入れます。
・私は自分自身を愛し受け入れます、たとえ（　　　　）だったとしても。

もっと自由に変更することもできます。たとえば、「自分自身を深く完全に受け入れます」

という言葉は、次のようなシンプルな言い方でもかまいません。

・私は大丈夫。私は大丈夫になる。
・すぐによくなる。すべてうまくいく。

また、ＥＦＴを子どもたちと一緒に行う場合を考えてみましょう。おそらく「自分自身を深く完全に受け入れます」という言い方は、子供たちにとって理解しにくいものでしょう。子供たちが動揺している場合には、次のように言ってあげることができます。

・算数のテストでうまくいかなかったけれど、私はいい子だし大丈夫。
・カバンをなくして、ほんとうに頭に来るけれど、それでも僕は世界一素敵な子なんだ。

これらのアファメーションはすべて適切なものです。なぜなら、問題の存在を認め、その問題があったとしてもセルフ・アクセプタンス（自己受容）を呼び起こす、という共通の形式に従っているからです。

この形式は、アファメーションが効果的であるために必要なものであり、形式に従っていればどのようなアファメーションを使っても構いません。とはいえ、私はここで紹介したいずれかの一つを用いることをお勧めします。ここに挙げたものは、簡単に覚えられますし、これまで使われてきた中で優れた結果を出したという実績があるからです。

アファメーションには、いくつかの興味深い点があります：

・その内容を実際に信じているかどうかは重要ではありません。ただそれを言うだけです。
・実際に感情を感じ、それを強調して言う方が効果的です。しかし、単なる手順の一つとして繰り返すだけでも通常は十分な効果を発揮します。
・大きな声で言うのがベストです。ただ、周囲の状況でそれが難しいのであれば、小声でつぶやいたり、声に出さずに心の中で繰り返すことでも構いません。おそらく、それでも効果としては十分です。

◉——心理的逆転の修正

さらに、アファメーションの効果を高めるため、セットアップには心理的逆転を修正するためのシンプルな動作が含まれています。その動作は、アファメーションの言葉を言いながら、次に説明する「空手チョップ」ポイントをタッピングする（あるいは圧痛点をさする：詳細は二八九ページ）というものです。

このポイントは小指の付け根と手首につながる手の側面、少し膨らんだ部分の中央に位置しています。別の言い方をすれば、空手チョップを振り下ろしたとき、実際に瓦《かわら》などに当てる手の側面の部分です。

片方の手の人差指と中指の指先（もしくは、親指以外のすべての指先）で、反対の手の空手チョップポイントをしっかりとタッピングします。左右のどちらの手の空手チョップポイントを使っても構いませんが、通常は利き手の指先を使って、反対側（利き手ではない方）の空手チョップポイントをタッピングするのが最もやりやすいでしょう。あなたが右利きであれば、右手の指先で左手のカラテチョップポイントをタッピングし、左利きであれば、左手の指先で右手の空手チョップポイントをタッピングします。

セットアップについて理解してしまえば、それを行うのは簡単なことです。まず、アファメーションの空白部分に単語や短いフレーズを補ってアファメーションを完成させます。次に空手チョップポイントをタッピングしながら、作り上げたアファメーションを（感情を込めて）単純に三回繰り返します。

それだけです。何度か練習すれば、八〜一〇秒ほどでセットアップを行えるようになります。こうしてセットアップが適切に完了し、あなたはベーシックレシピの次の材料であるタッピング・シーケンスに取りかかる準備ができました。

アファメーションを
声に出すさいに、さするポイント

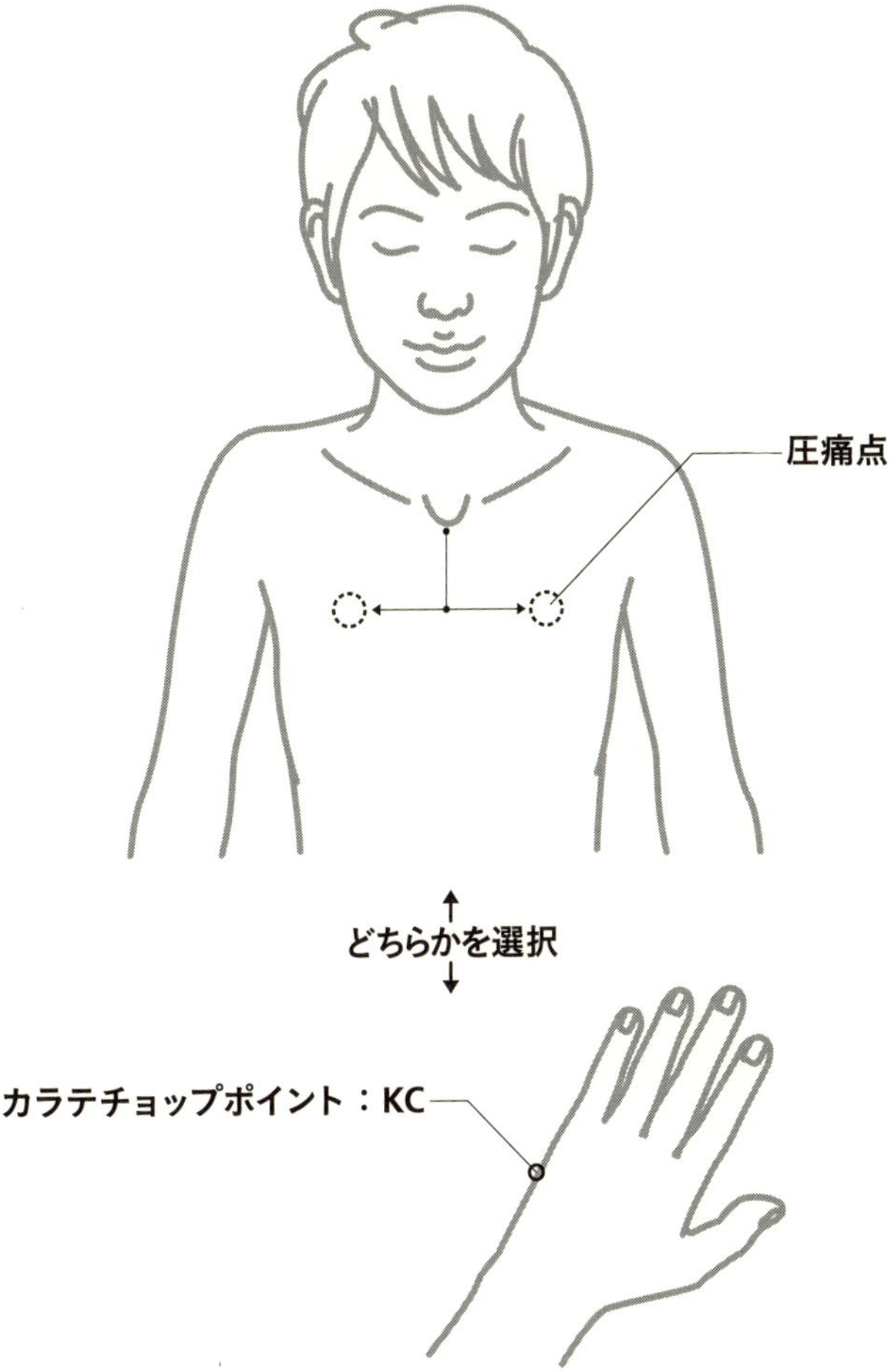

◉——手順 #2：タッピング・シーケンス

タッピング・シーケンスの目的は非常にシンプルで理解しやすいものです。タッピング・シーケンスは、身体の主要なエネルギーの流れ（東洋医学で「経絡《けいらく》」と呼ばれる）の末端をタッピングする動作を含んでおり、そうすることで身体のエネルギーシステムの混乱の解消、もしくはバランスの回復をもたらします。それぞれのタッピングポイントの位置を説明する前に、タッピングを行うにあたって知っておくべきいくつかのコツをご紹介しましょう。

タッピングのコツ：

左右どちらの手でタッピングしても構いません。通常は利き手でタッピングする方がやりやすいでしょう（右利きであれば右手を使ってタッピングを行い、左利きであれば左手でタッピングを行います）。

・タッピングは人差し指と中指の指先で行います。二本の指を使うことで、一本の指でタッピングするよりも広い領域をカバーすることができ、より簡単にタッピングポイントを刺激することができます。

・タッピングはしっかりと行いますが、決して痛みを感じたりアザになるほどの強さで行わないでください。
・それぞれのタッピングポイントを七回程度タッピングします。なぜ「程度」かというと、タッピングは「リマインダーフレーズ」（詳細は後ほど）を繰り返し言いながら行うのですが、そのフレーズを言いながら、しかも同時にタッピングの回数を数えるのは難しいからです。タッピングの回数が多少増減したとしても（たとえば、五～九回）、特に問題はありません。
・タッピングポイントの多くは、身体の左右のそれぞれに存在しています。左右どちらのタッピングポイントを使っても構いませんし、タッピング（シーケンス）の途中で左右を入れ替えたとしても問題ありません。たとえば、右目の下をタッピングした続きで、左の脇の下をタッピングしてもかまいません。

タッピングポイント‥

それぞれの経絡には始まりと終わりの二ケ所の末端があります。ベーシックレシピの目的は、経絡の末端の一方をタッピングすることで、その経絡で生じているであろうエネルギーの混乱を解消するというものです。

これらの末端のポイントは身体の表面近くにあり、それゆえ経絡に沿って存在する他のポイントよりも簡単に刺激することができます。一般的に経絡の末端ではないポイントは身体のより内側に位置しています。

次に、ベーシックレシピで使用する経絡末端のポイントについて、実際の位置を説明します。それぞれのポイントを、説明した順序でタッピングすることが一連の流れ（タッピング・シーケンス）となります。

ＥＢ、ＳＥ、ＵＥ、ＵＮ、Ｃｈ――顔のタッピングポイント

①**眉頭**：眉の鼻に近い端の部分です。このポイントは眉頭（Beginning of the EyeBrow）を略してEBと呼ばれます。

②**目の横**：目の外側の骨の部分です。このポイントは目の横（Side of the Eye）を略してSEと呼ばれます。

③**目の下**：瞳の真下（二～三センチ）の骨の部分です。このポイントは目の下（Under the Eye）を略してUEと呼ばれます。

④**鼻の下**：鼻と上唇との間の狭い部分（溝）です。このポイントは鼻の下（Under the Nose）を略してUNと呼ばれます。

⑤**アゴ**：アゴの先と下唇の中間の部分です。ここは正確にはアゴではありませんが、多くの

人にわかり易く説明するには十分であるため、私たちはここをアゴのポイントと呼んでいます。このポイントはアゴ（Chin）を略してCｈと呼ばれます。

CB——鎖骨のタッピングポイント

⑥**鎖骨**（の下）：胸骨と鎖骨、および一番上の肋骨が交わるところです。見つけ方は、まず人差し指を胸骨の上端にあるノドのU字型のくぼみにおいてください（だいたいネクタイの結び目が来る部分）。そして、U字型のくぼみからヘソの方へ二～三センチ下り、次に左（あるいは右）に三～四センチ動いたところです。この箇所は鎖骨そのものではありませんが、鎖骨（CollarBone）を略してCBと呼ばれます。ここは鎖骨が始まる箇所です。

UA——脇の下のタッピングポイント

⑦**脇の下**：体の側面の脇の下から一〇センチほど下の部分です。男性であれば乳首の高さ。女性であれば、ブラジャーのストラップが通っている位置です。このポイントは脇の下（Under the Arm）を略してUAと呼ばれます。

これらのタッピングポイントの省略形は次のとおりです。

①ＥＢ＝眉頭
②ＳＥ＝目の横
③ＵＥ＝目の下
④ＵＮ＝鼻の下
⑤Ｃｈ＝アゴ
⑥ＣＢ＝鎖骨（の下）
⑦ＵＡ＝脇の下

一連のタッピングポイントは下に向かって進んで行きます。つまり、あるタッピングポイントは、その前のポイントの下に位置しているのです。これで、それぞれのポイントが見つけやすくなります。一連のポイントを何度か通してタッピングすれば、すぐにその場所を覚えられるでしょう。

ショートカットバージョン

Short-cut Version

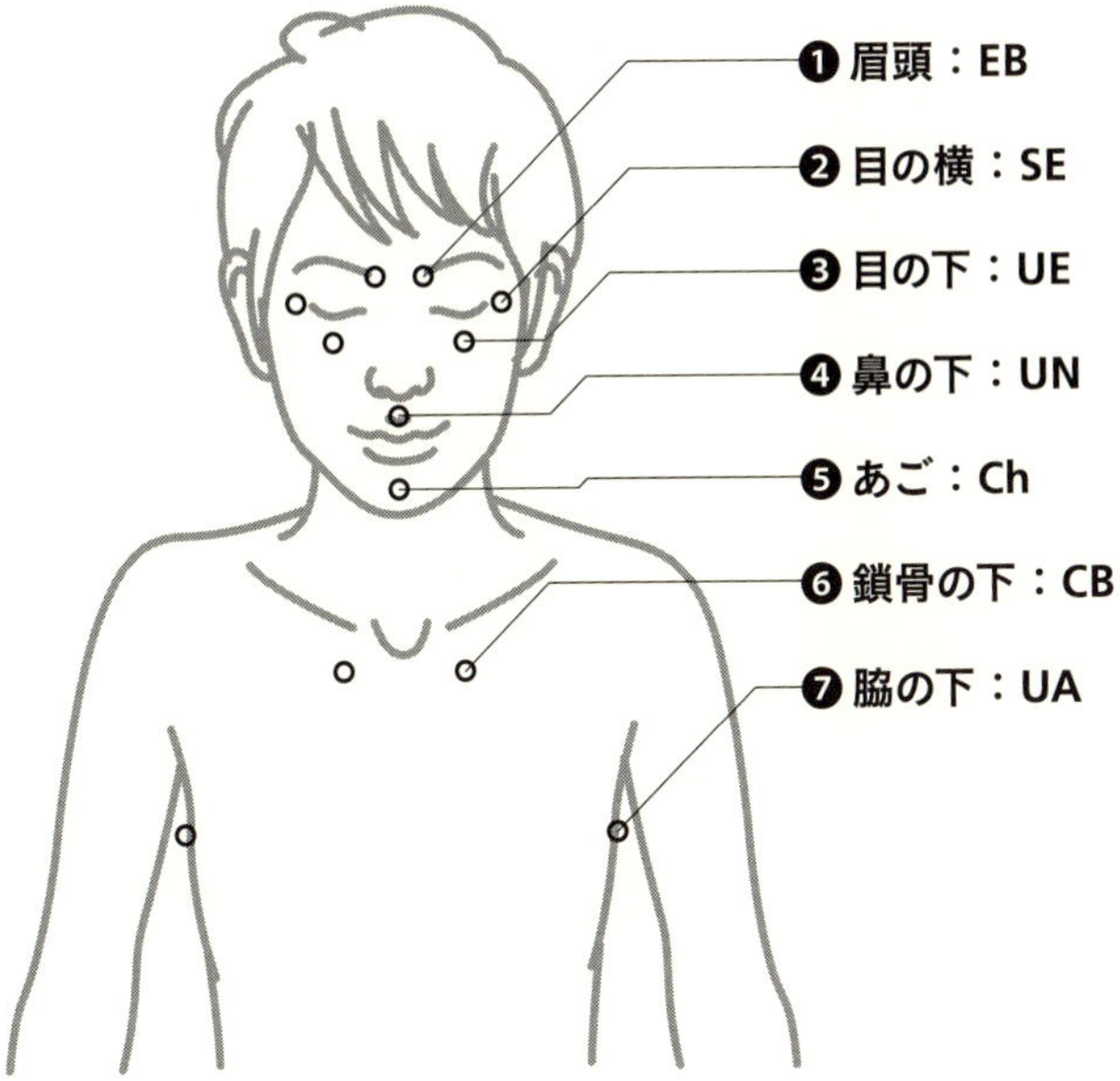

◉——リマインダーフレーズ

一度覚えてしまえば、ベーシックレシピはあなたの生涯の友となります。それは、無限と言えるほどの感情的・身体的問題のほとんどに適用でき、またそうすることでその問題からの解放をもたらします。しかし、EFTを実際に行う前に、もうひとつだけ明らかにしておくべき概念があります。それは、**リマインダーフレーズ**（思い出すための言葉）と呼ばれるものです。

サッカー選手がゴール前にパスを出すとき、彼は特定のプレーヤーを目がけてパスを出します。誰かが拾ってくれるのを期待して、考えなしにボールを蹴り出すわけではありません。それと同じく、ベーシックレシピも特定の問題に的《まと》を絞って行わなければなりません。そうでなければボールは当てもなく転がり、ほとんど効果を発揮しないでしょう。

あなたは解放したいと思う問題に意識の焦点を合わせ、ベーシックレシピの「狙いを定め」なければなりません。そうすることで、あなた自身のシステムに取り組むべき問題がなにかを知らせることになります。

ここで、ディスカバリー・ステートメントの内容を振り返ってみましょう：

「あらゆるネガティブな感情は、
身体のエネルギーシステムの混乱によって引き起こされる」

ネガティブな感情が湧き上がるのは、特定の考えや状況に意識の焦点をあわせた結果、あなたのエネルギーシステムに混乱が生じるからです。その混乱が生じなければ、あなたはごく自然に行動できます。たとえば、高所恐怖症の人が新聞の四コマ漫画を読んでいて（そして、その内容に意識を集中していれば）、その間は高いところが怖いという問題を意識はしないでしょう。

単に問題について考えるだけで、あなたはその問題に焦点を合わせることができます。実際のところ「焦点を合わせる」とは、それについて考えるということなのです。問題について考えることで、それに関連したエネルギーの混乱が引き起こされます。そして、そうなって初めて、ベーシックレシピを適用することによるエネルギーバランスの回復がもたらされます。問題に焦点を合わせ、エネルギーの混乱を引き起こさない限り、ベーシックレシピを行っても何の変化も起こらないのです。

焦点を合わせるというのは、表面的にはとても簡単なことに思えます。ただベーシックレシピを行いながら、問題について考え続ける。それだけです。

しかし、タッピングを行いながら、同時に問題について意識的に考えるというのは、決して簡単なことではないでしょう。ですから、リマインダーフレーズはその手助けとして導入されました。ベーシックレシピを行いながら、その問題を繰り返し口に出すことで問題に集中し続けることができます。

リマインダーフレーズとは、問題について述べた単純な言葉や短いフレーズのことであり、タッピング・シーケンスではそれぞれのツボをタッピングしながら、それをはっきりと口に出して繰り返します。そうすることで、あなた自身のシステムはいま取り組んでいる問題を常に「思い起こす」ことができます。

多くの場合、使うべき最も適切なリマインダーフレーズは、セットアップで用いたアファメーションの一部から選び出します。たとえば、人前で話すことへの不安に取り組むのであれば、セットアップは次のようになるでしょう：

・私は人前で話すことが恐いけれど、それでも自分自身を深く完全に受け入れます。

このアファメーションの下線の部分、「人前で話すことが恐い」という一節は、リマインダーフレーズの候補として最適です。

セミナーの中で、私は時々これより短いリマインダーフレーズを使うことがあります。たとえば、下線で示した長いリマインダーフレーズの代わりに、「人前で話す怖さ」や「人前での話」といったもう少し短い言葉を使うといった具合です。これは手順のショートカット（短縮）の一つであり、経験を積むことでこのようなやり方に慣れてくるかもしれません。もちろん、セットアップで用いたアファメーションと同じ言葉を、単純にリマインダーフレーズとして採用することになんの問題もありません。この方法は間違いの可能性をほぼゼロにしてくれるでしょう。

人々に対して、私は常にリマインダーフレーズを繰り返してもらうわけではありません。長い経験から得た一つの興味深い点として、通常はセットアップの時にアファメーションを言うだけでも、目下の問題に「チューニングする」には十分であるということがわかってきたからです。ベーシックレシピで行うタッピングによって集中が妨げられるように思えても、多くの場合、私たちは無意識に問題に焦点を合わせ続けているのです。

しかしながら、常にそうだとは限りません。広範囲に及ぶトレーニングと経験を積むにつれて、リマインダーフレーズが必要かそうでないかを判断できるようになります。すでに述べたように、通常はリマインダーフレーズは必要ではありません。しかし、必要な場合は、それはまさに不可欠で必ず用いなければならないものなのです。

ＥＦＴの素晴らしいところは、こうした点についてあなたが私と同じ経験をしなくても良いということです。あなたはリマインダーフレーズが必要かどうかを見極める必要はありません。リマインダーフレーズを常に必要なものとみなし、すでに説明したやり方で、単純にフレーズを繰り返すことで問題に焦点を合わせ続ければよいのです。

その必要がなかったとしてもリマインダーフレーズを繰り返すことに悪影響はまったくありませんし、必要な場合はまさしく不可欠で価値のあるツールなのです。ベーシックレシピのラウンドを構成する手順の多くは、取り組んでいる問題に対して必ずしも必要ではないかもしれません。しかし、その手順が必要なときは絶対に欠かせないものなのです。

必要がない時にすべての手順を行ったとしても何ら悪影響はありませんし、一回のラウンドもせいぜい一分ほどで完了します。タッピングしながら、リマインダーフレーズを繰り返し言い続けたとしてもこの程度です。しかも、リマインダーフレーズを繰り返すことには、時間的コストもかかりません。フレーズを繰り返すことは、それぞれのポイントを七回タッピングする動作と一緒に行うことができるからです。

リマインダーフレーズの考え方は単純なものですが、念のためにいくつかフレーズのサンプルを示しておきます：

・頭痛／腰痛／神経痛／首のこり
・悪夢／不安／切迫感／焦り
・父親への怒り／母親への怒り／同僚への怒り

・チョコレートへの強い欲求／アルコールが飲みたい／スナック菓子が食べたい
・戦争の記憶／虐待の記憶／事故の記憶
・ヘビが怖い／クモが怖い／先生が怖い／会社が怖い
・別れの悲しみ／失敗への後悔

◉――結果を確認する

タッピング・シーケンスの一連のポイントを一～二周タッピングしたら、取り組んでいる問題にもう一度目を向けます。いま振り返ってみて、苦痛のスコアは0～10のどれくらいでしょうか？　その場ですぐに、その問題や状態を確認できる場合もありますし、問題によっては実際にその問題が起こった場所に行って確認することが必要となる場合もあるでしょう。

苦痛のスコアが0で、もはやあなたを悩ませるものでなければ終了です。おめでとうございます。それ以上のタッピングは必要ではありません。

状態は改善したものの、まだ問題が残っているのであれば、現時点での苦痛のスコアを0～10のスケールで測り、その数値を記録しておきましょう。たとえば、頭の痛みが9から4に下がった、あるいは、父親に対する怒りの度合いが8から5に変化したといった具合です。数値の変化を記録することは、あなたの進歩を確認する助けとなります。

もしあなたが、他の人の問題に対してEFTを行っているのであれば、タッピングを始める前と後の数値を記録しておきましょう。そうすることで、成し遂げた改善の度合いを互いに確認することができ、その後のセッションがより進めやすくなります。

あなたがEFTにひとりで取り組んでいるとしても、タッピングしたすべての問題について、その結果とスコアを書き留めておくことをおすすめします。数週間後にそのノートを見返したとき、あなたは数多くの問題を解決したこと、そして、その多くについて忘れてしまっていることにきっと驚くでしょう。

一回目のタッピングの後でまだ苦痛が残っている場合は、次に紹介する調整を行うことができます。

◉次のラウンドのための調整

EFTによる問題の解消が部分的であった場合、あなたは一連のタッピング（ラウンド）を繰り返す必要があるでしょう。

最初のラウンドで問題を完全に解消できなかった理由は、心理的逆転が再び発生したことによって、セットアップで修正したはずのブロックによる妨害が生じたからです。ですから、その後のラウンドでは、最善の結果を得るため多少の調整が必要となります。

ベーシックレシピ（ショートカット）
1分間フローチャート

1：セットアップ

①問題を特定する。

②悩み（痛み）のスコアを10段階で確認する。

③アファメーションを作る。

◆私は〔　　　　　〕だけれど、それでも自分自身を深く完全に受け入れます。

2：タッピング

①アファメーションの言葉を（声に出す／心の中で）3回繰り返しながら、空手チョップポイントをタッピングする、または圧痛点をさする。

②リマインダーフレーズ（例：頭の痛み、等）を言葉にしながら、次の順番でタッピングする。

◆眉頭→目の横→目の下→鼻の下→アゴ→鎖骨→脇の下

3：確認

・先ほどと比べて悩み（痛み）のスコアの変化を確認する。

・完全に解消していなければ、セットアップフレーズを、

◆私にはまだ〔　　　　　〕が残っているけれど、それでも自分自身を深く完全に受け入れます。

と修正して、もう一度タッピングの手順を行う。

※1～3を繰り返し、悩みや痛みがなくなるまで行う。

現時点で、心理的逆転はいくぶん異なる形で現れています。それは、あなたの前進を完全にブロックしているのではなく、残っている問題の解消をブロックしています。あなたはすでにある程度の改善を達成していますが、完璧な解放への道筋は途中で止まっています。それは、「これ以上のいかなる改善も押しとどめる」という形で心理的逆転が作用しているからです。

潜在意識は言葉を文字通りの意味で受け取る傾向があるため、その後で行うラウンドでは、残っている問題に取り組んでいるのだという事実に着目しなければなりません。そのため、セットアップで用いるアファメーションやリマインダーフレーズにも調整を加える必要があるのです。

・私には、**まだ**〔　　　　　　〕**が残っている**けれど、それでも自分自身を深く完全に受け入れます。

強調されている言葉（「まだ」、「残っている」）によって、アファメーションの方向性が問題の残りの部分に向けられていることに注目してください。この調整は難しいものではありません。何度かやってみることで、ごく自然に行えるようになるでしょう。

調整したアファメーションの例を示します。これらは、以前に示したアファメーションに必要な調整を加えたものです。

・私には、まだ頭の痛みが残っているけれど、それでも自分自身を深く完全に受け入れます。
・私には、まだ父への怒りが残っているけれど、それでも自分自身を深く完全に受け入れます。
・私には、まだ戦争の記憶が残っているけれど、それでも自分自身を深く完全に受け入れます。
・私には、まだ肩のこりが残っているけれど、それでも自分自身を深く完全に受け入れます。

リマインダーフレーズの調整も簡単です。単純に「残っている」という言葉をフレーズの前に付け加えるだけです。以前のリマインダーフレーズに、必要な調整を行ったものは次の通りです：

・残っている頭の痛み
・残っている父への怒り
・残っている戦争の記憶
・残っている肩のこり

解消したはずの問題や症状が戻ってきた場合にも、リマインダーフレーズに「残っている」という言葉を付け加えてEFTのベーシックレシピを行ってください。

◉――他の人と一緒にタッピングを行う

EFTについて付け加えておきたいのは、タッピングは自分自身で行うこともできますし、他の人にしてもらう、あるいは他の人に行うこともできるという点です。これらのアプローチは、すべてうまく機能します。もしあなたが、YouTubeなどで私のEFTセッションをご覧になったとしたら、セミナーやワークショップのステージ上で、私が他の人々のタッピングポイントをごく普通にタッピングしている様子を観ることが出来るでしょう。

他の人に対してタッピングを行うという方法をとることで、親が自分の赤ちゃんや小さな子供たちにEFTを行ったり、何らかの理由で自分自身にタッピングできない人々がEFTを体験することが可能となります。

◉――アスペクトとは？

アスペクトとは、EFTセッションを行う中で現れてくる、さまざまな感情的問題の断片（カケラ）です。幸いなことに、これらのカケラは簡単に対処できます。

たとえば、あなたが解消したい問題がクモへの恐れだったとしましょう。あなたを怖がらせるクモがいま眼の前にいないのであれば、眼を閉じてクモをイメージするか、以前にクモが迫ってきたときのことを思い浮かべます。そして、「クモが目の前にいるかのように思い浮かべた」ときの苦痛の度合いを0〜10のスケールで測ります。もし、あなたのスコアが7だとしたら、その数値があなたの変化の基準値となります。

では、ベーシックレシピを一ラウンド行って、もう一度クモのことを思い浮かべてみましょう。以前に感じていた感情をもはや感じないようであれば完了です。そうではなく、感情の度合いが4残っているとしたら、そのスコアが0になるまでラウンドを繰り返します。

あなたはここで、疑問をいだくかもしれません。

「クモについて考えたときの感情の度合いは0になったけれど、実際に本物のクモを目の当たりにしてもそれは続くのだろうか？」

たいていの場合、その答えは「YES！」です。ほとんどの場合、クモについて考えている間に起こるエネルギーの混乱は、実際のクモを目にしたときに起こるものと同様です。ですから、ここで起こったエネルギーバランスの回復は、実際の状況でも保たれる傾向があります。

例外は、そのことについて以前に考えたときには浮かんでいなかった、何らかの新しいアスペクトが実際の状況で現れた場合です。たとえば、クモについて考えていたとき、あなたは動かないクモを思い浮かべていたかもしれません。しかし、クモの動き方がその怖さに含まれる重要なアスペクトで、しかも、最初のラウンドを行ったときにそのことについて考えていなかったとしたら、実際に動いているクモを見たとき、その動きに関する恐れがわき上がることでしょう。

これは、比較的よく起こる現象です。これは「EFTの効果がなかった」ことを意味するものではありません。単純にやるべきことがもっとあるということです。あなたの感情的反応が0になるまで、その新しいアスペクト（動いているクモ）に対してベーシックレシピを行ってください。そして、すべてのアスペクトが除去されたとき、クモ恐怖症という反応は過去のものとなり、あなたはその問題について完璧な穏やかさを得るでしょう。

交通事故の体験に苦しんでいる人は、次のような記憶の影響を受けているかもしれません。近づいてくるヘッドライトの明かり、相手のドライバーの態度、キーっというブレーキ音、粉々になったフロントグラス。戦争のトラウマには、次のようなアスペクトが含まれているかもしれません。血まみれの光景、死にゆく仲間の瞳、ロケット弾の唸り、爆発や銃撃の記憶。性的暴行のアスペクトには、次のようなことが含まれる可能性があります。加害者の息の匂い、相手の声、暴行や侵入の衝撃など。そして、人前で話すことへの恐れに含まれるアスペクトには次のようなものがあります。マイクのイメージ、人々の無関心な視線、子供の頃にからかわれた記憶。

気づいていただきたいもう一つの点は、感情そのものがアスペクトになり得ることです。クライアントによっては、ある出来事に対する怒りの感情が悲しみに変化したと言う場合があります。この手がかりを見落とさないでください。この異なる感情というアスペクトは、あなたが問題のより深い部分に触れたということを意味します。これは、より大きな解放のチャンスであり、同時にあなた自分の経験を深める貴重な機会となります。

EFTを行う上で、このアスペクトという概念は重要なものです。クモの例で見たように、一つの問題の中に多くのピース、もしくはアスペクトが含まれている場合があります。そして、それらすべてに目を向けない限り、その問題は完璧な解決には至らないでしょう。これらすべてのアスペクトは、ひとかたまりの問題のように見えているものの、実際にはそれぞれ別個に扱うべき問題です。クモの例では、動かないクモへの恐れと、動いているクモへの恐れはひとかたまりのように見えます。しかし実際には、それぞれが異なる別の問題であり、その両方に対してEFTを行う必要があるのです。

EFTで取り組む問題がどのようなものであったとしても、そこにはいくつかの異なるアスペクトが含まれている可能性があります。それゆえ、ある問題から完全に解放されるために、それぞれのアスペクトを個別の問題として扱う必要があるかもしれません。

一つの感情の問題の中に、いくつかのアスペクトがあり得るということを理解しておいてください。そして、すべてのアスペクトのスコアがベーシックレシピによって0にならない限り、その問題が解決されたと感じることはないでしょう。


このことは、身体のヒーリングについて考えるとよく理解できます。

もし、頭痛、歯の痛み、腹痛が同時に起こっていたとしたら、その三つがなくならない限り気分が良くなることはありません。ある痛みがなくなることで、痛み自体が移動したように思えるかもしれませんが、それでもまだ痛いままです。これと同様に、感情の問題もその中に異なるアスペクトを含んでいます。あなたが一つ、もしくはいくつかのアスペクトに取り組んだとしても、すべてのアスペクトが消え去らないかぎり、その問題からの解放を感じることはないでしょう。

経験を積んだＥＦＴｅｒ（ＥＦＴを実践する人）たちは、このアスペクトへの取り組みを、しばしば玉ねぎの皮を剥《む》き続けることになぞらえます。一枚剥いても、すぐ次の一枚が現れます。ある問題に数多くの層、あるいはアスペクトがある場合、ＥＦＴでそれらを一つずつ解消するのはキリがない作業だと思えるかもしれません。

しかし、そのアスペクトの層が非常に早く解消されること、そして、その結果として得られる利益について考えるとき、その作業は圧倒されるものというよりも、むしろあなたを期待で沸き立たせるものとなるでしょう。その成果は、まさにプライスレスなのです。

◉——核となる問題（コア・イシュー）

セッションに行き詰まるような複雑な問題、あるいは症状を改善するための最も素早い方法は、その状態に含まれる核となる問題（コア・イシュー）を見つけ出すことです。核となる問題とはその問題の根っこにある感情の混乱であり、幼少期の困難な出来事や、その後のトラウマ的出来事への反応として形成されます。

ときにそれは分かりやすい形で現れます。問題が始まった時期あるいは、きっかけとなる出来事について尋ねると、すぐにその答えが返ってきます。

「去年の秋に起こった、夫の心臓発作が関係しているに違いないわ」
「私が食べ過ぎるのは、いつも妻の浮気のことを考えた時です。そうなると、食べるのを止められなくなります」
「ビジネスに失敗してからというもの、私は背中の痛みに押しつぶされそうです」

しかし、多くの場合、核となる問題は意識から隠されています。それは潜在意識が賢明な秘密の番人であり、何よりも私たち自身に対してその秘密から目を背けさせようとするからです。

時に、私たちにとってあまりにも強烈すぎる出来事を潜在意識が隠す場合があります。しかし、私たちのブロックとなっている秘密のほとんどは、客観的に見れば破滅的なほどひどい出来事ではありません。

トムが仕事のプレゼンテーションに失敗するのは、四年生の担任の先生にクラスの前で恥ずかしい思いをさせられたからでした。アンがダイエットに苦戦するのは、八歳の頃、母親に「これからもずっと、太りすぎで水着を着られることはないわね」と言われたのが原因でした。ジョンがマリーにプロポーズできないのは、彼の姉がジョンのことを負け犬で、誰も結婚してくれないだろうと言い続けたからでした。スーザンがエレベーターに乗ることができないのは、数年前にエレベーターに五分間閉じこめられたとき、一緒にいた友人が叫び声を上げたからでした。

これらの記憶が秘密であり続ける限り、それは感情的な負担となり、その重さはその人の人生に影響を与えるに十分なものです。しかし、その秘密が明らかになり、その重さがEFTによって解放されたとたん、核となる問題はその影響力を失い、単なる過去の記憶となります。

ＥＦＴのこの特徴は、いまでも私を驚かせ続けています。私はこれまで何度も何度も、人々の驚くほど痛ましい記憶に取り組んできました。そして、人々の人生はその記憶の支配下にありました。どこに住むのか、どのようなキャリアを築くのか、どのような友人を選ぶのか……。あらゆることがその影響を受けていたのです。

しかし、ＥＦＴのタッピングを二、三ラウンド行うと、突然それが一変するのです。彼らはもはや、過去の出来事に怯えることも、不安や怖れを感じることもありません。彼らは過去のトラウマ的出来事を、なんの苦もなく話します。それはまるで、今日の天気について話しているかのようにです。過去の出来事とその記憶に含まれる感情的な負担が解消されたとたん、無意識の中で占めていた力の座が明け渡されます。

◉――具体的であること

ＥＦＴで明確な成果を迅速に得るための秘訣は具体的であることです。漠然とした問題は、あいまいな成果しか生み出しません。

ＥＦＴを始めた人が陥る最大の問題は、あまりにも大きすぎる問題にＥＦＴを適用しようとすることです。大きすぎる問題とは範囲が広く、あいまいですっきりと理解できないものです。それは、明確ではありません。粘り強くＥＦＴを行うことは、ほとんどの場合に大きな成果をもたらします。しかし、それでも大きすぎる問題からは低い成果しか得られません。具体的な出来事に関する、具体的な問題の方がより高い成果をもたらします。

私は、ＥＦＴを具体的に用いることの大切さを何年もしつこく伝えてきました。また感情の問題をその原因となる、具体的な場面に分解して取り組むことをしきりに促してきました。そうすることで私たちは、たんにその症状だけでなく真の原因に眼を向けることができます。具体的であるためのスキルを磨くことで、こうしたアプローチを重ねた人々は、ＥＦＴの成功率を目に見えて向上させてきました。そして、彼らはより深く、より有意義な取り組みを行えるようになったのです。

ＥＦＴを始める人々の多くが、あまりにも大きすぎる感情の問題に取り組もうとします。彼らは次のような問題を語ります。

・私は見捨てられている気がする。
・私はいつも不安だ。
・私は虐待された子供だった。
・私は父を憎んでいる。

・私は自己評価が低い。
・私は何をやっても失敗する。
・私はうつ状態だ。
・私はもうお手上げだ。

これらはもちろん問題です。彼らはEFTでこれらを何とかしたいと願っています。しかし、人々が考えていることとは裏腹に、それ自体が問題なのではありません。このような感じ方や思いは、たんに問題のひとつの症状に過ぎません。**真の問題は解決されていない具体的な出来事とその記憶であり、そこから生まれる感情がより大きな問題を引き起こしています。**

たとえば、人はどのようにして見捨てられた、あるいは虐待されたという思いを抱くのでしょうか？　それは彼らの人生に、その原因となった未解決の具体的な出来事があったからではないでしょうか。感情はなんの理由もなく現れるものではありません。そこには必ず原因があります。

たとえば、より大きな問題（見捨てられる感じ、など）がテーブルトップの板だとすると、テーブルの足はそれを支える具体的な出来事となります（七歳の頃に母親がなくなった。一一歳の頃父親が出て行った。シエラ山へのハイキング旅行で道に迷った……など）。そして、私たちがテーブルの足となっている具体的な出来事を解消していけば、その足はなくなり、支えを失ったテーブルトップも床に落ちるでしょう。このように、私たちはその症状だけでなく、むしろ**真の原因**（症状に関連する具体的な出来事とその感情）に着目します。

残念なことに、いまだに多くのＥＦＴプラクティショナーが、テーブルを支える足ではなくテーブルトップに対してＥＦＴを行っています。彼らは次のように始めるのです：

・私は見捨てられている気がするけど……

このような大きすぎる問題に取り組むことは、ＥＦＴを始めたばかりの方だけでなく、経験を積んだ方にとっても最も陥りやすい間違いです。興味深いことに、このような大きすぎるやり方でも時には良い結果が得られることがあります。しかしそれは、始めからテーブルの足に取り組むことに比べて、まったく完全でも精密でもありません。

また、この大きすぎるアプローチは精密さに欠けるため、こうしたやり方を行っている人々は問題が「戻ってきた」と感じる可能性が高くなります。彼らの言う「戻ってきた」ものとは、目を向けられず残ったままになっている特定の未解決の出来事（テーブルの足）なのです。

これに加えて、問題があいまい、もしくは大きすぎるままだと、その問題に取り組んでいる人々の意識は、ある出来事から別の出来事にさまよいやすくなります。もし、大きすぎる問題（テーブルトップ）を、その原因となった特定の出来事（テーブルの足）にまで絞り込めれば、あなたはより高い精密さと大きな成功を達成することができます。

たとえば、「私は見捨てられている気がする」という大きな問題は、次のような事柄を含むでしょう…

・小学校二年生の時、ショッピングモールでお母さんに置き去りにされた。
・一二歳の時、父親に家を出るように言われた。
・小学校二年生の時、先生に「あなたのことなんてどうでもいい」という視線で見られた。

これらの具体的な出来事は、それらが作り出した大きな問題よりも、はるかに取り組みやすいものです。あなたの意識をさまよわせることなく、一度にひとつの問題に取り組むことで、その問題の解消はより簡単になります。そして、その複数の具体的な出来事に含まれる感情の負担を解消することで、より大きな問題も自動的に解決されるのです。

私はこのマニュアルの中で「人前で話すことへの恐れ」、「いくつもの悪夢」、「この不安」といった一般的な事例を挙げてきました。あなたはまず、このような一般的なフレーズを使うことで、ＥＦＴのプロセスについて学ぶことができます。それでもあなたは、自然にその背後にある具体的な出来事に意識を集中するでしょう。とはいえ、よりパワフルな結果を得る近道は、一般的な問題をそれに関連する具体的な特定の出来事にブレークダウンすることです。

「いくつもの悪夢」に取り組むのであれば、まずはそのうちの一つの悪夢に的を絞るか、悪夢が始まったころに体験した困難な出来事を特定してください。

「人前で話すことへの恐れ」に取り組むのであれば、人前で話をして恐れや不快感を覚えた出来事をすべてリストアップし、その出来事一つひとつにタッピングを行います。不安、ストレス、うつ状態に取り組む場合、通常その問題にはいくつもの感情が組み合わさっており、目覚ましい成果を得るには多少の辛抱強さが必要になるかもしれません。しかしながら、あなたを最も動揺させた過去の出来事を特定し、その出来事にＥＦＴを行うことから始めることができるのです。

タッピングを行う特定の出来事を見つけ出すため、自分自身に次のような質問をすることができるでしょう‥

・この問題が始まったのはいつからだろう？
・その時私は何をしていただろう？
・その時、私の人生に何が起こったのだろう？

・この問題について考えると、誰のことが思い浮かぶだろう?

波及効果

これまでの内容を踏まえて、改めてEFTの魅力的な特徴をお知らせしたいと思います。私はそれを「波及効果《はきゅうこうか》」と呼んでいます。それは、関連するいくつかの問題にEFTで取り組んだ結果、残りのすべての問題に対しても効果が波及するというプロセスが始まるからです。たとえば、ある人が虐待に関する一〇〇個ものトラウマ的な記憶を持っていたとしましょう。多くの場合、EFTによってそのうちの五〜一〇個を解放した後、その人は残りのすべても消え去っていることに気づきます。

人生において数多くのトラウマを抱えており、EFTによる果てしないセッションが必要だと考えている人々にとって、これは驚くべきことでしょう。果てしないセッションは、多くの場合必要ではありません。EFTはしばしば、何本かの木を切り倒すことで森全体をきれいにしてくれるのです。www.EFTUniverse.com で提供されている「Six Days at the VA（復員軍人援護局での六日間）」というビデオでは、私がリッチーに行ったセッションの様子をみることができるのですが、特にその最初のセッションは波及効果の素晴らしい実例となっています。

◉——ムービー・テクニックとストーリー・テクニック

ＥＦＴで具体的な出来事に取り組むとき、しばしば私たちはムービー・テクニックやストーリー・テクニックという方法を用います。この方法はいずれも、タッピングによって感情的な負担を軽減しながら、過去の出来事を少しずつ振り返るというものです。ムービー・テクニックは、過去の出来事を心の中で映像として展開し、映画のようにそれを眺めるという方法です。そして、ストーリー・テクニックは、過去の出来事を一つのストーリーとして声に出して説明しながら進めていきます。

通常、その映画やストーリーの「筋立て」はとても短いものです。もし長すぎるようであれば、ＥＦＴで取り組む目標を絞れるように、感情的クライマックスが一つか二つになるまで「筋立て」を区切ってください。とはいえ、その出来事に一足飛びに目を向けるのが、あまりにも辛すぎるようであれば、最初のクライマックスの数分前からその映画やストーリーを始めることができます。その出来事にまつわる痛みを、そのまま再現する必要はないのです。

過去の痛ましい出来事を、クライアントに非常に細かな点に至るまで再体験させるサイコセラピーのテクニックとは異なり、ＥＦＴのアプローチはより穏やかで柔軟なものです。

あなたはまず、不快に感じる時点に達するまで映画を眺めるか、あるいは物語を進めていきます。そして、不快に感じる出来事を無理して通りすぎるのではなく、その時点で、その出来事の感情の苦痛がなくなるまでタッピングを行います。そうして快適さを取り戻してから、再び「筋立て」を進めましょう。「筋立て」を進める中で再び感情が沸き上がってきたら、それが静まるまでまたタッピングを行います。

最終的に、あなたはその「筋立て」全体を、感情的な痛みを感じることなく再現することができるでしょう。あなたはその記憶に関して再び自由を取り戻したのです。

トラウマ的記憶は私たちの身体に貯めこまれており、心に浮かぶ映像はその記憶の感情的扉を開く鍵となります。EFTのタッピングが、過去の出来事に付随する感情的負担を解消することで、その扉にしまいこまれたトラウマ、記憶、エネルギーブロック、身体的徴候、感情なども同時に変化するのです。感情の負担がなくなってしまえば、トラウマは普通の記憶になり、トラウマと感情の結びつきは消え、それに関係していままで生じていた苦痛も同様に消滅します。

◉――EFTによる「呼吸の深さテクニック」

「呼吸の深さテクニック」は**タッピングによる呼吸改善テクニック**です。このテクニックはシンプルでありながらも、数多くの恩恵を与えてくれます。人々の多くは無意識のうちに呼吸を制限しており、一、二分EFTを行うだけで彼らはその改善を体感します。そのため、このテクニックはワークショップや個人セッションといった場面で、とても人気のあるデモンストレーションとなっています。

取り入れる酸素レベルの向上は身体の健康面でも重要であるため、実際にこの手順を行った人のほとんどがその結果に満足しています。この手順を日常的に行うことによって得られるリラックス感は、あまたの身体の健康を改善する助けとなります。また、このテクニックはスポーツなどの記録に挑戦する際のストレスや不安を解消し、冷静さと平常心を保つメンタル調整ツールとしても有効です。新しいゴールを設定しそれを達成する上で、このツールはあなたのパフォーマンスを改善する効果的な助けとなるでしょう。

このテクニックを行うために、まず二〜三回深呼吸をしてください。これにはゆっくりと時間をかけましょう。決して、過度に大きな呼吸はしないでください。こうして、あなたの肺を事前にストレッチしておくことで、EFTによる呼吸の改善効果を、深呼吸による通常の「ストレッチ効果」と区別することができます。

肺のストレッチができたら、できる限り深く深呼吸をします。そして、今回は呼吸の深さを測ります。呼吸の深さの限界を10とみなし、0から10のスケールであなたの呼吸の深さを測るのです。この時、ほとんどの人が3〜9のスコア（呼吸の深さ）となります。まれに、10

というスコアを付ける人もいます（多くの場合、そのスコアは正確ではありません）。彼らはEFTを行うことで、呼吸の深さが12～15というスコアに変化するかもしれません。

次に、以下のようなセットアップフレーズを使って、EFTを二～三ラウンド行います。

・私の呼吸は制限されているけれど、それでも自分自身を深く完全に受け入れます。
・私の肺には8しか呼吸が入らないけれど……。
・私は深く呼吸をすることに慣れていないけれど……。

これに加えて、呼吸の妨げとなっている身体的・医学的要因があれば、それもフレーズに組み込んでください。

・私は風邪を引いて（あるいは、アレルギーで・肺気腫で・肋骨の痛みで、など）呼吸をしにくいけれど、それでも自分自身を深く完全に受け入れます。

一回のラウンドが終わるたびに、深呼吸をしてその深さを0～10のスケールで測りましょう。ほとんどの場合、肺の広さと呼吸の深さは改善し続けるでしょう。

呼吸を制限したり、浅くさせている可能性のある感情的要因を解消するため、以下の質問を自分自身に問いかけてみましょう。

・この呼吸の制限（浅さ）によって、私は何を思い出すだろう？
・呼吸を制限したり、息が詰まったように感じたのはいつのことだろう？
・この呼吸の制限に、もし何らかの感情的原因があるとしたらそれはなんだろう？

これらの質問は、しばしば核となる感情の問題への大きなヒントとなります。この「呼吸の深さテクニック」は、あなたが何に動揺《どうよう》、悲嘆《ひたん》、怒り、落胆《らくたん》、欲求不満、罪悪感、苛立《いらだ》ち、悲しみ、居心地の悪さ、惨《みじ》めさなどを感じているか、より早く見つけ出す助けとなります。そして、あなたはそれらの感情をセットアップフレーズに組み込み、タッピングによって解消することができるのです。

◉──セカンダリー・ゲイン（第二次疾病利得）

セカンダリー・ゲイン（第二次疾病利得《だいにじしっぺいりとく》）とは精神医学用語の一つで、ある人が（それを意識しているか否かに関わらず）、好ましくない状態を続ける（変化しない）、何らかの理由を持っていることを意味します。

そして、この第二次疾病利得という状態は非常に幅広い問題で生じます。慢性的な痛みを抱えている人の例で言えば、その人は痛みから回復することで何らかの利益を失う場合があります。それは、他の人からの関心であったり、障害によって得られる金銭的保証なのかもしれません。あるいは、その痛みの根本原因から目を背けていたいという思いがあるかもしれません。

私たちが良い状態を実現しようとしているにもかかわらず、自らその妨げとなる行動を行ってしまう……。「セカンダリー・ゲイン」という用語を理解することは、そのような行動を説明する助けとなります。

新しいレベルの良い状態を実現するため、私たちがアファメーションやビジュアライズに非常に大きなエネルギーを注いでいるとしましょう。そして、その状態がまだ起こっていなかったり、あるいは実際には状況が悪化しているとき、この「セカンダリー・ゲイン」という状態が生じます。この時、**私たちの潜在意識は、まだ見ぬ良い状態を目指すよりも、現状の好ましくない状態を保つ方が安全だと感じます**。ですから、あなたの顕在意識が「私はこの問題を本当に克服したいのだ」と言う一方で、あなたの潜在意識は「そんなことしたくない！」と叫ぶのです。

「セカンダリー・ゲイン」の存在を確かめるために、次の事柄を考慮することができます。

・この問題から、あなたはどのような利益を得ているでしょうか？
・この問題を持ち続けた方が安全だと感じるでしょうか？
・それを解消することは危険だと感じるでしょうか？
・この問題があることで、他の人からの共感や同情が得られていますか？　問題を解消するとそれらの共感を失うことになるでしょうか？
・問題を持ち続けることで、別の不快な状況を避けることができていないでしょうか？
・問題があることで何らかの経済的利益を得ており、問題を解消するとその利益を失うのではないでしょうか？
・その問題を克服する価値が自分自身にはないと感じていませんか？
・問題が改善したら、なにか悪いことが起こると感じていませんか？

極めて興味深いのは、「セカンダリー・ゲイン」という問題も、他の問題と同様にいくつかの具体的な出来事にブレークダウンできるという点です。ただし、「セカンダリー・ゲイン」の問題は、多くの場合に非常に大きく一般的な問題として現れます。その点で、より難しい問題であることは確かです。それでも、自分自身に「なぜ？」、あるいは「その背後に何がある？」と問いかけ続けることで、取り組むべき具体的な出来事が明らかになる可能性は確実に高まります。

◉――内なる平和の手順

ＥＦＴホームページのオンライン・チュートリアルの中で、私は「内なる平和の手順」について説明しています。この手順は、特定の出来事について一つずつタッピングを行う助けとなる、簡単なエクササイズです。

もし、あなたが核となる問題（コア・イシュー）を見つけることに行き詰っていたり、あるいは、単にタッピングを日課にしたいと思っているようであればこの手順が特に役立つでしょう。もちろん、この「内なる平和の手順」で取り組む問題のすべてが、あなたのいまの悩みの背後にある核となる問題であるとは限りません。それでも、あなたは比較的短い期間で、数多くの未解決の感情を解消していくことでしょう。

通常のＥＦＴでは、ある問題の解消を目指して関連する具体的な出来事に取り組みますが、「内なる平和の手順」は特定の出来事だけに目を向けます。この点で通常のＥＦＴとは若干アプローチが異なりますが、最終的には完璧な結果が得られることが多々あります。

すぐにでも始めてみましょう。始めるのが早ければ早いほど、あなたが真の内なる平和を体験するのも早まります。

①まずはリストを作りましょう。ノート、もしくはパソコンに向かって、これまでに体験した煩わしい具体的な出来事を思い出せる限りリストアップします。少なくとも五〇個はリストアップできるでしょう。五〇個も思いつかないとしたら、あなたは真剣に取り組んでいないか、どこか別の惑星で暮らしていたのでしょう。多くの人が、何百もの出来事をリストアップします。

②もれなくリストアップしましょう。リストアップする中で、いまはそれほど気にならないと思える出来事もあるかもしれません。とにかくそれもリストアップしましょう。それを思い出したということ自体が、何らかの解決が必要であることを意味しています。

③それぞれの出来事を、一つのショートムービーだとみなして適切なタイトルをつけてください。

たとえば…

・キッチンでお父さんに殴られた。
・私がスージーのサンドイッチを盗んだ。
・足を滑らせて、危うくグランドキャニオンに落ちそうになった。

・三年生の時、クラスのみんなが、スピーチした私をバカにした。
・お母さんが、私をクローゼットに何時間も閉じこめた。
・アダムズさんが私をバカだと言った。

④最も不快な出来事にタッピングを行います。リストアップされた出来事（ネガティブな木が集まった森）から、最も大きな大木を見つけ出してください（0～10のスケールで、苦痛の数値が最も10に近いものです）。そして、その一本一本に対して、それを笑い飛ばせるか、もう気にならなくなるまでEFTを行います。途中でわき上がってくるアスペクトも見逃さず、それがネガティブな大木から別れた新しい一本の木だと考えてください。もちろんそれらにもEFTを行います。そのアスペクトもEFTで確実に解消してください。こうして一本の大木を切り倒したら、次は残っている最大の一本に取り組みます。

⑤これらのムービー（特定の出来事）に対して毎日一つ（できれば三つ）EFTを行い、これを三ヶ月間続けてください。これは一日に数分しかかかりませんが、そうすることで三ヶ月の間に九〇～二七〇個の具体的な出来事を解消できます。そして、その結果どれくらい体調がよくなるか、また強い感情があふれる臨界点がどれくらい下がっているかに注意を払ってください。人間関係はどれくらい改善されているでしょうか？　セラピーを必要とする問題がど

の程度消え去っているかにも注目できます。リストアップした出来事を読み返して、以前に感じていた感情の強さが、いまとなっては何の影響も及ぼさないことに気づいてください。人生の良い変化に、細かくあなたの眼を向けるのです。

これらの変化に意識的に目を向けてください。なぜなら、こうして起こるヒーリングは意識的に目を向けなければ、気づかずに忘れ去られるほどの微妙な性質のものだからです。あなたは「いやぁ、結局、それほど大きな問題じゃなかったんだよ」と言って、その変化を退けてしまうかもしれません。これは、ＥＦＴではよくあることです。ぜひ、その変化に意識的であってください。

⑥必要に応じて医師の診断を受けてください。薬を処方されているとしたら、それを服用しなくても大丈夫だと感じるかもしれません。そうだとしても、従来の治療を変更する場合は、資格を持った医療従事者の指示に従ってください。

私の望みは、この「内なる平和の手順」が世界中の人々の日課になることです。毎日のこの数分間が学校生活、人間関係、健康増進、生活の質の向上におけるめざましい変化をもたらします。しかし、このアイデアもあなた自身が実行しない限り、なんの意味もありません。私の良き友人であるハワード・ワイトは次のように述べました。

「いつか、真の違いを生み出す大切な何かをやるつもりなら……**いまがそのときです**」

◉——すぐに効果が出ない？

ＥＦＴが劇的な変化を生み出すとき、それは常にはっきりとした形で現れます。初めは高い場所を恐れていたあなたは、いまや平気で非常階段をのぞき込んだり、はしごに登ったりしています。片頭痛《へんずつう》に苦しんでいたあなたは、いまやまったく爽快な気分です。上司に怒り狂っていたあなたは、いまやそのことを笑い飛ばしています。

しかし、すべての変化が即時に起こるわけではありません。時に、タッピングの最中に何の変化も感じられず、失望の内にあきらめてしまうことがあるかもしれません。とはいえ、数時間、あるいは次の日になって、あなたはその問題が完全に消え去っていることに気づきます。ＥＦＴの効果が遅効性を持つ場合があるのです。

また、すべての変化が明白なものとは限りません。いくつかの変化は繊細なものであり、それ自体がほとんど、あるいはまったく気づかれないまま起こります。ＥＦＴで取り組んだ症状だけでなく、生活のあらゆる側面に注意を払うことは、そのような繊細な変化を適切に認識する助けとなるでしょう。

ＥＦＴプラクティショナーのクリッシー・ハーディスティーは、次のような事例を紹介してくれました。そのクライアントは二一歳の男性で、抗うつ剤の処方も効かないほどの激しいうつ症状のため大学を退学していました。幸いなことに、彼はタッピングに対して良い反応を示しました。そして、クライアントはその後、生涯抱えていたクモ恐怖症も同時に消え去っていたと報告しました。タッピングを行っている間、彼の心にクモのことが浮かぶことはありませんでした。彼は父親に指摘されて、初めてその重大な変化に気づきました。彼はクモを見てパニックに陥るのではなく、まったくリラックスして落ち着いた状態を保っていたのです。

ジューン・キャンベルは、友人であるベティーの飛行機恐怖症を解消するためにＥＦＴを行いました。そして、思いがけないボーナスとして、鎮静剤も効かないほどの激しい歯の痛みが、そのセッションの間に解消されました。

「歯の痛みについてベティーは何も言わなかったので、私がその痛みにタッピングすることはありませんでした」

と彼女は言いました。

「頑固な痛みは、魔法のように消え去っていました。それは二日前のことで、いまでも痛みはないそうです。ベティーは次のフライトのことをまったく心配していませんし、これまでの何年間にもないほど、ゆっくりと眠れるようになったと話しています」

ＥＦＴプラクティショナーのマーゴ・アロースミスは、ある銀行恐怖症の男性とセッションを行いました。その恐怖症にタッピングを行った結果、男性は自由に銀行に出入りできるようになっただけではなく、何年もの間すっきりしなかった鼻孔のつまり（セッションで口にすることも、意識することさえなかった）が解消されていることに気づきました。マーゴは重ねて言いました。

「私は多くの人とセッションを行ってきたのですが、子供時代のちょっとした出来事にまつわる罪悪感を解消した結果、頭痛も解消されたという人が何人もいます。これについて、ぜひＥＦＴプラクティショナーと話をしてください。予期せずに起こった喜ばしい副作用について、彼らはいくつもの体験を語ってくれるでしょう」

ＥＦＴのタッピングは、あなたにどのような影響をもたらし得るでしょうか？　その結果は人によってさまざまです。その中で私たちは、意識を向けることも、それについてタッピングを行うこともなかったにも関わらず、ＥＦＴがある問題を修正したという状況を数多く見てきました。その結果は次のようなものです。

・不眠症の解消／ストレスレベルの低下
・消化能力の向上／根気強さの向上
・頭痛の頻度の減少／リラックス度合いの向上

・記憶力の改善／不安の解消
・健康状態の全般的な改善／意欲の向上
・身体の可動域の改善／人間関係の改善
・より早い信頼感の高まり／楽観的態度の高まり
・病気やケガからの回復／効率向上
・恐れ、恐怖症の減少
　その他、数え切れないほどです！

これらの変化の多くは、意識的に目を向けない限り見落とされやすいものです。ＥＦＴによって成し遂げた進歩を確認・記録する方法はいくつもありますが、最も手軽なものの一つは、あなたの生活の状況、身体症状、感情のリストを作るという方法です。そして、毎日、あるいは週毎に数分を費やして、そのリストを見直します。日誌や日記を付けること、あるいはメモをとることも忘れがちな細かい点を記憶にとどめる助けになるでしょう。観察できたあらゆることに注意を払ってください。それらは、あなたの中で生まれた変化の何よりの証拠なのです。

ＥＦＴがうまく機能していないと思われるとき、この記録は特に重要になってきます。感情の負担を解消できていないとあなたが感じているとしたら、どうしようもない中毒的欲求が続いている……肘が痛み続けている……うつ的状態が続いている……あるいは何をやってもまったく変わらないように見えるでしょう。その場合、他の問題で成し遂げた改善が、変わらないと思える問題に何らかの良い影響を与える可能性を考慮しなければなりません。

ＥＦＴにおいて、その結果が迅速に現れることは珍しくありませんが、一定の結果を得るためにタッピングセッションを何度か繰り返さなければならない場合もあります（私たちはそれを「タマネギの皮むき」と呼んでいます）。問題に含まれる一つのアスペクトの解消が、次の一つを浮かび上がらせます。そして、その問題を完全に解消するには、これらの積み重なったアスペクトに取り組まなければなりません。

何も変わっていないように思えたとしても、どうかあきらめないでください。あなたが感じている悲しみと落胆は、先週と変わっていないかもしれません。それでも、あなたはよく眠れるようになっていたり、運転中に他のドライバーにイライラしなくなっているかもしれません。あなたの肘の痛みは昨日と変わらないかもしれません。それでも、子供たちを批判することが少なくなり、彼らとの楽しみが増えているかもしれません。あなたの友人も、あなたがいつもよりリラックスして見えることに気づいていることでしょう。あなたはまだ、チョコレートアイスの誘惑に無力かもしれません。それでも、あなたはよりエネルギーにあふれ、取り組んでいるプロジェクトを予定より早く完了させるでしょう。

こうした事柄や、いくつもの小さな改善が、ＥＦＴタッピングによって生じたあなたの深いレベルの変化を示唆しています。

◉――この本で紹介しているさまざまな事例について

すでにお伝えしてきたように、ＥＦＴはとても柔軟なヒーリングのツールです。そのため、すべてのＥＦＴセッションがここでご紹介した基本的な手順に厳密に従っているわけではありません。それは、この本で紹介しているセッション事例についても言えることです。

この本には、ＥＦＴの実例が数多く紹介されています。それらは現実の話であり、ＥＦＴを行う対象も自分自身だけではなく、友人、親類、クライアント、学生たち（スポーツのパフォーマンス向上のため）といったさまざまな人々が含まれています。これらの実例は、さまざまな状況でＥＦＴをどのように用いるかを理解する助けとなりますし、すでに学んできたＥＦＴの基本原則を、あなた自身の現実世界に適用するための良いヒントとなるでしょう。

この後のページでお伝えする数多くの体験談を通じて、あなたは主に次の二つのことを理解できるでしょう。

①その事例の中にＥＦＴの基本原則がどのように現れているか。
②さまざまに異なる独自の状況の中で、その基本原則がどのように生かされているか。

感情の問題は複雑にからみあっていることがしばしばであり、EFTにはそれらを特定し、徹底的に解消するためのさまざまなテクニックがあります。複雑な問題に直面したときに、ある人は非常に大きい、あるいは一般的すぎるアプローチを試み、その他の人々はあらゆる手段を使って、その問題を具体的な出来事にブレークダウンしようとします。そのいずれであっても、積み重なった階層のすべてを剥ぎ取らなければなりません。

そのための最もよく用いられる工夫の一つは、拡張したセットアップフレーズを用いることです。EFTの経験を重ねるにつれて、あなたはターゲットとなる問題に関する記述をセットアップフレーズにしっかりと組み込むことで、通常よりも良い結果が生じることに気づくでしょう。セットアップフレーズの表現に創造性を発揮することは、標準的なフレーズを用いるよりも、より多くの記憶を引き出します。そして、そのことはより深い核となる問題（コア・イシュー）に近づく助けとなります。

セットアップフレーズに関するよくある誤解の一つは、EFTで効果を出すためには呪文のような「正しい言葉」を使わなければならないというものです。この本の実例を目の当たりにして、あなたもそのような印象を持つかもしれませんが、それは決して真実ではありません。

セットアップフレーズで「何を言えばいいかわからない」と思ったときは、いつでも次の標準的なセットアップフレーズ（アファメーション）を用いることができます。

・私は（　　　　　　）だけれど、それでも自分自身を深く完全に受け入れます。

もし、（　　　　　　）の部分に入れる言葉が見つからないか、標準的なセットアップで効果がないのであれば、おそらく問題が大きすぎるか、一般的すぎて漠然としているのでしょう。この場合、あなたはその問題をより深く探って、関連する具体的な出来事を見つけ出す必要があります。

そうして具体的な出来事が見つかれば、その出来事について友達に説明するかのようにセットアップを行い、その後、ストーリー・テクニックによってその出来事の強烈さを着実に下げていくことができます。もし、その出来事にEFTを行っても結果が得られないようであれば、似たような別の出来事を見つけるか、内なる平和の手順を行ってみましょう。

このことを覚えていてください。EFTで結果を出すのに重要なのは「どんなフレーズを言うか？」よりも、「何にタッピングを行うか？」ということです。**ポイントは言葉選びではなく、問題選びです。**

EFTは日常的に使える普遍的なヒーリングツールです。それは人生のあらゆる側面を好転に導くものです。私は、このツールを活用することを、ぜひあなたに考えていただきたいのです。このツールを使えば使うほど、あなたが良い結果を得る可能性が高まります。それは、一つや二つの領域だけでなく、あなた自身のすべての側面に及ぶでしょう。また、そうすることでこれまで変化がなかった問題が、完全に解消する可能性も同時に高まるのです。

第3章 よくある質問

ＥＦＴの効果を目の当たりにして唖然《あぜん》とする人々は少なくありません。そして、彼らは熱意にあふれた質問を繰り出します。どう反応すべきかまったく分からないという人もいます。なぜなら、ＥＦＴが個人の成長・改善に関する彼らの信念を大きく脅かすからです。そして、その質問には警戒の要素が含まれています。彼らは多少オープンになっていますが、まだこれまでの信念を守る必要があるのです。その意図がどのようなものであったとしても、ＥＦＴの学習という点でそれらの質問は重要なものです。なぜなら、それらの質問は、あなたの理解の隙間を埋める手助けとなるからです。そのため私は、何年にも渡って受け続けてきた、よくある質問とその答えをここで紹介することにしました。

Q：EFTの効果はその場しのぎなのでは?

A：「その場しのぎ」というレッテルはネガティブな意味合いを持っており、しばしば、怪しいヒーリング手法の誇大広告やインチキを表すものとして使われています。そのレッテルは、「ペテン師」という言葉とペアであり、それが使われるときしばしば疑いと警戒を感じさせます。

ＥＦＴは数多くの感情的・身体的疾患からの迅速な解放をもたらしており、それは「その場しのぎ」というネガティブなレッテルでは考えられない成果です。このことは、このマニュアルで紹介しているケーススタディを始め、ビデオやオーディオ資料でも明らかですし、なによりもＥＦＴを学ぶ人たちが直接体験した数々の結果がなによりの証拠となっています。私は「その場しのぎ」という言葉の代わりに、「迅速な解放」という言い方をしています。これは、ネガティブな意味合いを含まずに、同様のアイデアを強調する言い方です。

次の重要な点に注目してください。歴史的に見て、ある疾患に対する真の治療法を誰かが見い出すまで、さまざまな種類のヒーリングテクニックはほとんどの場合に進歩が遅く効率の悪いものでした。そして、真の治療法が見つかると、それまでのすべてが変わり、古い方法は過去の遺産となりました。

ポリオはその好例です。ソールクワクチン（最初のポリオウイルスワクチン）が発明されるまで、ポリオは不治の病だと考えられていました。そして、あらゆる種類の投薬や治療法（鉄の肺［小児まひ患者などに用いる鉄製呼吸補助装置］を含む）が患者を救うために用いられていました。しかし、それらはあまり効果的ではありませんでした。不快な症状をある程度和らげたり、病気がもたらす長期的なダメージを抑える助けにはなりましたが、それ以上のものではなかったのです。

そして、ソークワクチンが登場しました。それは、ポリオを軽減しようとする時代遅れで効率の悪いあらゆる試みを追い払い、それらを真の治療法で置き換えました。まったくもって、それはネガティブな意味合いを含まない「その場しのぎ」でした。

ポリオの根絶は、効率の悪い方法が真の治療法に道を譲ったほんの一例に過ぎません。ペニシリンも「その場しのぎ」の特効薬の一つです。この薬は呼吸器系疾患から淋病《りんびょう》に至る幅広い病に、その場での治癒をもたらしました。このような例は数多くありますが、重要なのはEFTのような手順が、感情の健康の増進を目指すあらゆる効率の悪いテクニックに取って代わるということです。

これらの手順が、難しく思える感情的問題に迅速な解放をもたらすという事実は、それが真の治療法に値するという強い印象を与える証拠だと言えるでしょう。これらの手順が、いつまでたっても僅かな成果しか成し遂げていないとしたら、それは過去の代わり映えしない多くのテクニックの一つと位置づけられたことでしょう。しかし、そうではありません。これらの手順はその原因にピンポイントに働きかけ、真の治療法として機能します。素早く楽に、そして、永続的にです。

Q：効果は続くのですか?

A：この質問は通常、「その場しのぎ」の質問と一緒に尋ねられます。結局のところ、「論理的」にいえば、迅速に結果を出すあらゆる手法は一時的なものとならざるを得ません。少なくとも、多くの人の頭の中でそれが永続的な結果となるには、ある程度の時間が必要だからです。

しかし、多くの場合、EFTの効果は永続的です。このマニュアルのケーススタディで紹介している事例は、問題が迅速に解放され、それが永続している人々のほんの一部に過ぎません。このことは、EFTが問題の真の原因に働きかけていることの、より確実な証拠となっています。そうでなければ、EFTの効果がこれほど長続きすることはないでしょう。

しかし、EFTがすべての人のすべての問題で永続的な効果をもたらすわけではないことを忘れないでください。いくつかの問題は戻ってきたように思えるでしょう。その原因は通常、もともとの問題に含まれていた異なるアスペクトが後になって現れたということです。

EFTの経験が豊富な人であればそれを認識し、単に新しいアスペクトにベーシックレシピを行うでしょう。また、経験のある人であれば、問題を特定の出来事に分割し、問題の根底にあるいくつもの要因にEFTを行うこともあるでしょう。そして、すべてのアスペクト、もしくは特定の出来事に取り組んだなら、通常その問題は完全に消え去り、戻ってくることはありません。

Q：ある人が長い間持ち続けている非常に激しい感情を、EFTではどのように扱いますか？

A：他の感情的問題を扱う場合と何ら変わりません。EFTではその感情の激しさや、その感情が存在してきた期間は重要な要素ではありません。取り組むべきものは常にエネルギーシステムの混乱であり、問題の深刻さに関わらず、ベーシックレシピでバランスを整えることでその問題は解消されるからです。

通常この質問は、強烈な問題や長期間にわたる問題が、他の問題に比べて「より根深い」ものだという信念から発せられるもので、それらを解消するにはより努力が必要だと考えられています。従来の考え方からすると、これは理論的だと思えるでしょう。なぜなら、従来のアプローチでは問題の真の原因に直接取り組んでいないからです。

従来のアプローチでは、その人の記憶や心理的プロセスに焦点を合わせ、真の原因が存在するエネルギーシステムを無視する傾向があります。そして、前進が遅いときは、問題自体の責任であるとみなされます。その問題が「より根深く」、取り組むには難しすぎるのだと都合よく解釈されるのです。こうすることで、従来のアプローチは自らの効果のなさを釈明でき、実際にそうしています。

ＥＦＴを粘り強く行う必要があるのは、問題の強烈さや問題が存在する期間が長いからではなく、その問題の複雑さが原因であることがほとんどです。ＥＦＴで言う複雑さとは、その問題にいくつものアスペクトが含まれていることを意味します。この場合、問題全体の解放を感じるためには、それぞれのアスペクトを解放しなければなりません。そして、アスペクトに注意を向けることについては、このマニュアルで繰り返し説明されています。

註：深刻な精神的疾患に対して、上記の内容が当てはまらない可能性があります。このような疾患に対してＥＦＴが効果的であることがわかっていますが、このような問題にＥＦＴで取り組むのは、熟練した専門家に限られるべきです。

Q：EFTではどのようにして、その人の問題に対する理解を深めていきますか？

A：問題が解放されると同時に、その人の問題の理解に変化（シフト）が起こります。これはＥＦＴの最も驚くべき特徴の一つです。ＥＦＴの後、その問題に対する人々の話し方は異なったものとなります。より健全な見方へと変化するのです。たとえば、レイプ被害にあった人々の多くは、もはや男性への深い恐れと不信感を抱くことはありません。彼女はむしろ、その襲撃者（たち）に対して、問題を持った助けを必要とする人物だとみなします。

ＥＦＴによって罪悪感から解放された人々は、それがどんなことであっても、罪悪感を覚えた出来事について、もはや自分を責めることはありません。怒りは客観性に変わります。そして悲嘆は、愛する人の死に関するより穏やかな見方へと自然に変わっていきます。
ぜひ、以前の問題に対するあなたと他の人の反応に気づいてください。そうすることで、ここで述べられていることがお分かりになるでしょう。問題の解放と理解のシフトは、ともに手を取り合って進んでいくのです。
理解のシフトをもたらすという点で、ＥＦＴがどれほど強力かを示す決定的な事実をお伝えしましょう。私と同僚のエイドリアン・フォウリーは、これまでに何百もの人々をＥＦＴでサポートしてきました。そして、彼らの中で問題をもっと理解することを求めた人は誰一人としていませんでした。それはなぜでしょうか？　彼らにはその必要がなかったからです。

Q：EFTではストレスや不安をどのように扱いますか？

A：不安やストレスも、他のネガティブな感情と同じ原因から生じるものであり、ＥＦＴにとって特に違いはありません。そのいずれもが、身体のエネルギーシステムの混乱が原因です。ですから、不安やストレスに対しても、他の感情的問題と同様にベーシックレシピで取り組むことができます。
臨床心理学では、不安に対して特定の意味が与えられています。それは、明確な原因や特定の脅威という対象を持たない、激しい恐れや強度の（予期）不安を意味しているのです。

しかし、EFTでは不安という状態をより幅広く定義しています。それは、不安として一般的に広く知られている、安定（穏やかさ）に欠けた状態全般を含むものです。この定義の下では、ストレスと不安は同じカテゴリーに分類されます。

ストレスと不安は、現在進行形の問題となる傾向があります。なぜなら、それをとりまく特定の状況が現在進行中だからです。攻撃的な家庭の状況やストレスフルな職場環境は、その無数の可能性のほんの一部に過ぎません。もちろん、EFTがその状況自体を消し去るわけではありません。しかし、その状況に対する不安反応を軽減する重要な助けになります。ストレスフルな状況は、毎日繰り返して現れる傾向があります。ですから、ほとんどの場合にEFTを粘り強く行う必要があるでしょう（おそらくは毎日）。

EFTを続けることで、あなたは困難な出来事に対する自分自身の反応が、より穏やかになっていることに気づくでしょう。物事は以前のようにあなたを煩わせることはありません。微笑みが戻り、より健康的になるでしょう。そして、人生がより自然に感じられていきます。

Q：EFTをスポーツの能力（パフォーマンス）向上に使えますか？

A：熟練したアスリートに尋ねたとしたら、メンタルの状態が自分のパフォーマンスにおいて極めて重要な要素であると、全員が口をそろえて断言するでしょう。調子がいい日と悪い日の差は、ほとんどが感情的な要因に起因します。体調不良をのぞいて、アスリートは常に高度に鍛えられた身体を保って試合に臨みます。体の状態自体が勝手に変化することはありません。感情が身体に与える影響だけが、変化をもたらす唯一の要因です。

ほとんどの人（アスリートも例外ではありません）が、多かれ少なかれネガティブな考えや自己不信感を持っています。そして、あなたはすでに、ネガティブな心の状態が身体のエネルギーシステムの混乱を招き、それによってネガティブな感情が引き起こされるという事実をよく知っています。ネガティブな感情はさまざまな状態で体に現れ（心臓の鼓動、涙、発汗など）、筋肉にもある程度の緊張をもたらします。

スポーツはタイミングがすべてです。そして、筋肉のごくわずかな緊張がタイミングに影響します。野球のバッティング、テニスやゴルフのスイングにも完璧なタイミングが求められます。ほんの数ミリのズレがホームランとファールボール、サービスエースとサーブミス、パットの成功と失敗を左右します。アスリートはこの問題を十分に認識しており、多くのアスリートがこの問題に対処するためにスポーツ心理学の専門家を雇っているほどです。ネガティブな感情は、たとえそれが意識に上らないほど僅かなものであったとしても、アスリートのパフォーマンスに重大な影響を及ぼしかねないものです。

EFTはこの問題に非常に効果的な解決をもたらします。ベーシックレシピの目的は、ネガティブな感情とその影響を消し去ることです。そして、典型的な反応として、人々はリラックスする感覚を体験します。これは別の言い方をすれば、筋肉の緊張が解消するということです。ＥＦＴはアスリートの運動能力に悪影響を与えることなく、筋肉から不要な感情的緊張を消し去ります。それは彼らにとって理想的な状況です。ＥＦＴは筋肉のあらゆる抵抗に妨げられることなく、アスリートが自らの潜在能力を自由に発揮することを可能にします。

Ｑ：なぜ、ＥＦＴは身体的な問題を驚くほど解消できるのですか？

Ａ：心と体のつながりを認め、受け入れるほど、それを自然に理解できるようになります。ＥＦＴはこのつながりの際立った証拠だといえるでしょう。身体のエネルギーシステムをタッピングした結果として起こる、心と体の両方の変化を目の当たりにすること。これ以上の明白な証拠がまだ必要でしょうか？

そして、この証拠は心と体の単なるつながり以上のことを意味しています。感情的問題にＥＦＴを行うことで、身体的問題が終息することもしばしばです。呼吸の問題がなくなり、頭痛は消え失せます。関節の痛みは沈静化し、多発性硬化症《たはっせいこうかしょう》のさまざまな症状が改善します。私は何年にも渡ってこのような現象を目にしてきました。ＥＦＴによってもたらされる、身体的改善のリストは果てしないものです。

このことから論理的に推測できるのは、身体的症状に含まれるあらゆる感情的な要因にＥＦＴが効果的に働きかけているということです。感情的な要因となっているものがなくなった途端に、その身体症状は沈静化します。

もちろん、感情的／心理的プロセスが、身体的疾患の唯一の原因だと信じている人々もいます。私にはそれを証明する、あるいは否定する術もありませんが、感情が身体的健康を左右する（控えめに言っても）本質的な要因であるという明白な事実を提供することができます。そして、ＥＦＴはその要因を解消する効率のよいツールなのです。

このテーマについて、最後に一言…

特定の感情に焦点をあわせることなく、身体の症状（頭痛など）に直接ベーシックレシピを行った場合、その「感情的な背景」に何が起こっているのか、あなたは不思議に思うかもしれません。別の言い方をすれば、何らかの感情的な要因によって身体の症状が引き起こされるのだとしたら、特定の感情に焦点を当てていないのに身体的症状が解消されるのはなぜなのでしょうか？

確かなことはわかっていません。ＥＦＴについては、まだまだ学ぶべきことがあります。私たちの未来には、さまざまな分野においていくつものエキサイティングで驚くべき事実が待ち受けていることでしょう。いまのところ私は、身体的症状の原因となっている感情的な要因を、無意識の作用が浮かび上がらせるのだと信じています。そのため、ベーシックレシピを行うことで、自動的にその感情に働きかけることができるのです。

Q：どうすれば、EFTに関する最新の知識を入手できますか？

A：このマニュアルで学んだ内容だけでも、あなたは目覚ましい結果を生み出すことができます。しかし、それはまだ始まりに過ぎないことも理解しておかなければなりません。ここで学ぶこと以上に、ＥＦＴには遥かに多くの可能性があるのです。より進んだ情報に関するいくつかの情報源を挙げておきます：

・www.EFTUniverse.com ウェブサイト。EFTの活動を収録した、ゲアリー・クレイグによる三つの価値あるＤＶＤシリーズを御覧いただくことができます。
・上記のサイトでは、ＥＦＴの最新テクニックや新発見に関するチュートリアルを読むこともできます。
・「About EFT and This Site」のページでは、ＥＦＴに関するよくある質問を読むことができます。
・「Support」のページでは、以下の情報を得ることができます。
各種サポートフォーラムへのリンク／認定EFTプラクティショナーの情報／ディスカッショングループの案内／犯しやすい過ちやよくある誤解のリスト／ＥＦＴを最も効果的に用いるための、さまざまな活用事例。

第4章

テーマ別EFT活用方法

◉不安と恐怖症

私たちの社会の中で、およそ一〇パーセントの人々が少なくとも一つ以上の恐怖症で苦しんでいるといわれています。それらの恐怖症は激しい恐れを引き起こし、しばしばそれに苦しむ人々の人生に深刻な制限となります。恐怖症には何百という種類がありますが、EFTはそのすべてに効果を発揮する可能性があります。その中には一般的に次のようなものがあります。

・人前でスピーチをすることへの恐れ／高所恐怖症／ヘビ、クモ、昆虫への恐れ

・閉所恐怖症／歯科医への恐れ／先端恐怖症／エレベーター恐怖症／飛行恐怖症
・橋恐怖症／拒絶されることへの恐れ／セックスへの恐れ／水恐怖症
・スピード恐怖症／電話恐怖症／結婚への恐れ／男性恐怖症／病気への恐れ
・犬恐怖症／コンピュータ恐怖症／ミツバチ恐怖症／孤独への恐れ

そもそも恐怖症とはなんでしょうか？　私たちの取り組みにおける恐怖症とは、通常の警戒心や不安を超えた、あらゆる「**行き過ぎた恐れ**」のことです。この点をもう少し考えてみましょう。

ある意味で恐れとは、私たちの生存に重要な意味を持つ不可欠なものです。私たちが恐れを持たないとしたら、高層ビルの屋上から飛び降りたり、毒物を口にしたり、高速道路でテニスをしたりするかもしれません。恐れとは危険が迫ったときに引き起こされる自動的反応であり、私たちを押しとどめるブレーキとして、あらゆる危害から身を守る働きをします。

しかし、時にその働きが行き過ぎたものになる場合があります。それらは自然な範囲の警戒心を大きく超え、必要以上に強い恐怖反応を生み出すのです。

身近な例で考えてみましょう。あなたがヘビやクモを見つけたとしたら、注意深くなるのはごく自然なことです。実際にこれらの一部は危険なものであり、あなたに危害を加える可能性があるからです。

しかしそれは、行き過ぎた恐怖の症状を体験することとはまったく別の問題です。何かを警戒するからといって、激しい鼓動、頭痛、吐き気やおう吐、冷や汗、涙などを含めたさまざまな過度の反応を体験する必要はありません。正常な範囲の警戒心と比べると、あなたの安全にまったく寄与しないという点で、これらの行き過ぎた反応はまったく役に立たないものです。それは「行き過ぎた恐れ」であり、恐怖症を持った人に苦しみを引き起こすだけに過ぎません。私たちは、この役に立たない「行き過ぎた恐れ」や、自然な範囲を超えた警戒心や不安のことを恐怖症と定義しています。

ＥＦＴで恐怖症に取り組むにあたって非常に興味深いことは、恐れの中から恐怖症的な部分を取り除いたとしても、自然な警戒心や不安は何も変わらずに残るということです。生涯にわたる恐怖症がこれほど早く消え去ることに、多くの人が驚きを示します。しかし、ＥＦＴのプロセスが彼らを無謀にさせるわけではありません。彼らがいきなり高いビルから飛び降りたり、巨大なクマにキスしようとすることはないのです。

別の興味深い側面は、いったんＥＦＴで恐怖症を取り除くと、その状況に対して一般的な人々よりも恐れを感じる度合いが少なくなる傾向があるということです。たとえば、ほとんどの人は高い場所に対して、ある程度恐怖症的な反応を示します。一〇〇人の人々に、高層ビルの屋上から地面を覗き込むように頼んだとしたら、その大多数が何らかの動揺を感じることでしょう。しかし、ほとんどの人にとって、その反応はまだ穏やかなものであり、日常生活の中で現実的な問題を引き起こすことはありません。とはいえ、これは言うまでもないかもしれませんが、程度の違いはあってもそれは恐怖症的な反応なのです。

それとは対照的に、ＥＦＴによって高所恐怖症を完全に解消した人々は、その動揺すら感じることがありません。彼らは自然な警戒心を持ちながらも、その高層ビルが存在しないかのように一日を落ち着いて過ごすことができるのです。

恐怖症の激しさがどれほどであっても、あるいは、それを感じ続けてきた期間がどれほど長かったとしても問題ではありません。多くの人々にとって、このことは大きな驚きとなります。なぜなら、長年にわたる激しい恐怖症は「非常に根深い」ものであり、それを解消するには何ヶ月、何年もの時間がかかるという一般常識の声を何十年も聴き続けているからです。しかし、ＥＦＴはそうではありません。

確かに、他のものより解決に時間がかかる恐怖症もあります。しかし、それはその恐怖症の激しさや期間が原因なのではなく、むしろその問題自体の複雑さ、すなわち、関連するアスペクトの数に左右されます。

ＥＦＴで「ガンコ」な恐怖症に取り組んでいるのであれば、その恐れの根底にあるかもしれない具体的な出来事に対してＥＦＴを試してください。

いくつかの例を上げておきます：

・八歳の時、私はヘビにかまれたけれど、それでも私自身を深く完全に受け入れます。
・四年生の時、私は学校の屋根から落ちてしまったけれど、それでも私自身を深く完全に受け入れます。
・あの時、スピーチの途中で何も言えなくなってクラスのみんなが私を笑ったけれど、それでも私自身を深く完全に受け入れます。

ここで、ＥＦＴの基礎となっているディスカバリー・ステートメントの内容を振り返ってみましょう：

「あらゆるネガティブな感情は、
身体のエネルギーシステムの混乱によって引き起こされる」

すべての恐怖症的な反応はネガティブな感情であり、それらの感情は身体のエネルギーシステムに発生した「ザー」というノイズによって引き起こされます。このことは、あなたの問題の解決が概念的にはとても簡単だということを意味しています。単純に「ザー」というノイズを取り除くことで、恐怖症は完全に消え去っていきます。もはや、頭痛や激しい鼓動といった問題の痕跡はまったく存在せず、強烈な感情はその力を失うでしょう。

そのすべてを成し遂げるツールが**ベーシックレシピ**です。ベーシックレシピを何度か行うことで、その問題は永久に取り除かれるでしょう。ベーシックレシピを何度繰り返す必要があるかは、その恐怖症に関連するアスペクトの数によって増減します。

アスペクトのそれぞれに目をむけることが重要です。この場合のアスペクトとは、恐怖症の中のそれぞれに異なった要素であり、その一つひとつが強い恐れの感情を呼び起こすものです。

この考え方を明確にするため、高所恐怖症についてもう一度考えてみましょう。ほとんどの高所恐怖症には、それに関連する特定の出来事がいくつも存在しています。高いところに登って恐怖症的な反応を体験したことが、彼らの中に痛ましい記憶として残っているのです。たとえば、私が手助けしたある男性は、子供の頃に給水塔に登った時の恐ろしい記憶（アスペクト）を持っていました。彼はそこから降りることができず、それは彼に死の恐怖を感じさせました。ある具体的な特定の記憶を思い出したとき、その記憶が恐れの反応を引き起こすのであれば、その記憶は異なるアスペクトとなります。

ほとんどの恐怖症はただ一つのアスペクトに取り組むだけで十分ですから、ベーシックレシピを一～二回行うだけで十分な効果を発揮するでしょう。あなたはその問題をほんの数分で取り除き、たいていの場合、その恐怖症が再び戻ってくることはないでしょう。
あなたの恐怖症に関して、取り組むべきアスペクトがどれほどあるのか？　この時点では、あなたも私もその数を把握していません。それでも私たちは効果的に進んで行くことができます。私たちがしなければならないのは、取り組むべきアスペクトがいくつかあるだろうと仮定して、激しい感情がなくなるまで一つずつそのアスペクトに取り組むことです。そして、激しい感情が消え去ったとき、あなたはすべてのプロセスが完了し、関連するすべてのアスペクトに対処したことを知るでしょう。

◉――よくある質問とその答え

Q：いったん解放した恐怖症が、また戻ってくることはありませんか？

A：ありません。
しかし、ときにそれが戻ったように思えることがあるかもしれません。それは必ずといっていいほど、最初にEFTを行ったときに適切に扱われなかったアスペクトが残っていることが原因です。EFTを行った後で、あなたのクライアント（もしくは自分自身）に内面の変化について尋ねたとしたら、たいていの人はその恐れについて以前とは違うことを話すでしょう。

たとえば、ヘビ恐怖症の人は、ヘビの舌の動きに対する拒否反応について語るかもしれません。しかし、EFTを行っている間、この舌の動きというアスペクトに気づかなかったとしたら、それに対する恐れは残ったままになります。もちろん、舌の動きに対してEFTを行うことで、そのアスペクトは取り除かなければなりません。対処していないアスペクトが残っている限り、恐怖症からの完全な解放は成し遂げられないからです。

あるケースでは、トラウマとなる新たな別の体験をしたことで、その恐怖症が再び発生したこともありました。この場合にすべきことは、再び生じた恐怖症を、新たに起こった恐怖症だと見なして、それに対してEFTのプロセスを繰り返すだけです。そうすることで、次の瞬間に恐怖症は消え去っているでしょう。

Q：いくつもの恐怖症がある場合、どのように対処したらよいですか？

A：それぞれの恐怖症に個別に取り組みましょう。もし閉所恐怖症に取り組むのであれば、その前にヘビ恐怖症が完全になくなっていることを確認するのです。そして、次に運転恐怖症などに取り組むときは、その前の閉所恐怖症が完全になくなっていることを確認しましょう。

恐怖症のあるものは、その中にいくつもの異なる恐怖症を含んでおり、それゆえに「複雑なもの」というレッテルを貼られています。

飛行機恐怖症もそのような「複雑なもの」の一つであり、その中には①閉所恐怖症、②墜落への恐れ、③死への恐れ、④乱気流への恐れ、⑤離陸することへの恐れ、⑥着陸することへの恐れ、そして、場合によっては、⑦接触する人々への恐れなどが含まれています。あなたの心の中でこれらの問題を切り分けることができるのであれば、それらを別々のアスペクトとみなして、一つずつ取り組む方がよいでしょう。

対処しようとしている恐怖症が実際には複合的なものであるにもかかわらず、そのことに気づいていないとしたら、粘り強くベーシックレシピを行うことでその効果が発揮されるでしょう。しかし、すべての「ザー」というノイズを解消するためには、ベーシックレシピを何度も繰り返す必要があるかもしれません。そして、異なるアスペクトが「舞台裏で」処理されている間、感情の強さの度合いが上下することがあります。

◉――トラウマ的記憶

（戦争、事故、性的暴行、ＰＴＳＤ、および過去のあらゆる虐待を含みます）

これは従来の一般的に広まっているアプローチとはまったく異なるものですが、私たちはここで、感情の問題の果てしないリストを「トラウマ的記憶」という一つのカテゴリーに集約し、そのすべてを同じ種類の事柄として扱います。実際のところ、それらはすべて同一の事柄なのです。なぜなら、そのすべては「身体のエネルギーシステムの混乱」という、共通の原因によって引き起こされているからです。

トラウマ的記憶は、人々がそれを思い出したときに、さまざまな種類の激しい感情的反応を引き起こします。それによって人々は頭痛や腹痛を感じます。心臓の鼓動は早まり、汗が流れ、涙がこぼれます。性的機能障害、悪夢、悲嘆、強い怒り、うつ状態など、数えきれないほどの感情的、身体的な問題に陥ることもあります。

ここで、ＥＦＴの基礎となっているディスカバリー・ステートメントの内容を振り返ってみましょう‥

「あらゆるネガティブな感情は、
身体のエネルギーシステムの混乱によって引き起こされる」

トラウマ的記憶に関するネガティブな感情は、そのすべてがあなたのエネルギーシステムに生じた「ザー」というノイズによって引き起こされます。これは、あなたの問題の解決が、概念的にも実際の方法という点でも簡単だということを意味しています。単純に「ザー」というノイズを取り除くことで、感情の影響は完全に消え去っていくでしょう。もはや、悪夢、頭痛、激しい鼓動といった問題はまったく存在しません。もちろん、記憶自体が消え去るわけではありません。しかし、それは単なる記憶のひとつになり、そこに含まれる感情的負担は消え去ります。

言うまでもなくベーシックレシピがそれを実現するツールとなります。ベーシックレシピを何度か行うことで、その問題は消え去るでしょう。ベーシックレシピを何度繰り返すかは、その記憶に含まれるアスペクトの数によって変わります。あなたが思い起こすアスペクトは、記憶の中のそれぞれに異なった要素であり、その一つひとつが強い感情を呼び起こすものです。

ほとんどのトラウマ的記憶には一つのアスペクトしか存在せず、そのひとつが中核の要素となっています。そのため、通常はベーシックレシピを一～三回行うだけで十分です。あなたはその問題をほんの数分で取り除き、たいていの場合、その恐怖症が再び戻ってくることはないでしょう。

しかし、ごくまれにトラウマ的記憶のあるものは複数のアスペクトを含んでいます。その場合、ベーシックレシピを何度か繰り返す必要があるため、解決により時間がかかります。しかし、その手順をある程度繰り返したとしても、通常はその時間が分単位で増えるに過ぎません。アスペクトがひとつの場合は五～六分で終わるところが、アスペクトの数によっては二〇～三〇分ほどかかるかもしれません。

そこで私たちに必要なのは、記憶の中のアスペクトを特定する方法です。特定することさえできれば、そのアスペクトは単なる一つの問題に過ぎません。そして、記憶の中のすべてのアスペクトを解消するまで、一つずつそのアスペクトに取り組んでいくことができます。それを効率的に行うために、「記憶のショートムービー」という方法を使うことができます。

トラウマ的記憶の一つを、心の中の映画館でショートムービーとして上映すると考えてください。映画にはオープニングがあります。主役となる登場人物がいて、いくつかの出来事が起こります。おそらく、その物語は一瞬のうちに展開し、お決まりの嫌な感情を体験して終わるでしょう。その展開があまりにも早いため、私たちはその中に複数のアスペクトがあり、それぞれがネガティブな感情の基《もと》になっているという可能性に気づかないことがあります。ネガティブな感情はまるで映画全体からやってくるように思えます。

しかし、その映画をスローモーションで上映することができたとしたら、私たちはそれぞれのアスペクトを特定し適切に対処することができるでしょう。私たちが行うのは、まさにスローモーションで映画を上映することなのです。

そのための最もよい方法は、しっかりと声に出して映画の内容を説明することです。友人に聴いてもらうのもいいですし、鏡に向かって話したり、自分の声を録音してもよいでしょう。最も重要なのは、細かい点に至まで詳しく語ることです。言葉のスピードは思考の速さよりも遅いため、これによって映画の進み具合も自動的に遅くなります。

詳しく話をすることで、それぞれのアスペクトが自然と見えてくるでしょう。話している間に何らかの感情的な苦痛を感じたら（私たちがその苦痛を最小限にしようとしていることを思い出してください）、すぐに話をストップしてください。そして、その感情をトラウマ的記憶の一部分だと見なして、個別にベーシックレシピを行います。実際のところ、それはトラウマ的記憶の一要素であり、全体の記憶の中で見失われていたのです。

こうして説明を続けながら、それぞれのアスペクトの苦痛の度合いを0にしていきます。そして、映画の始めから終わりまで、ネガティブな感情をまったく感じることなく話せるようになるまでこれを続けましょう。

前にも述べたように、ほとんどのトラウマ的記憶には一つのアスペクトがあるだけです。多くても二つか三つのアスペクトがあるくらいですが、まれに三つ以上存在する場合もあります。そのときは、粘り強くこの手順を行って下さい。その記憶からの解放はあなたの手の届くところにあるのです。

◉――よくある質問とその答え

Q：いくつものトラウマ的記憶がある場合、どのように対処したらよいですか？

A：それぞれの記憶に個別に取り組みましょう。最初に最も強烈な記憶に取り組み、その苦痛の度合いが0になってから次の記憶に進んでください。すべてのトラウマ的な記憶を解消するまで、このパターンを続けましょう。このプロセスを進める中で、あなたは高揚感と言えるほどの自由を体験するでしょう。このような余分な肩の荷を降ろすことは、人生における素晴らしい贈り物です。

ある人々（たとえば退役軍人など）は、何百というトラウマ的記憶を持っています。あなた自身がその一人だとしたら、その取り組みの中で波及効果が起こることを期待できます。たとえば、あなたが一〇〇個のトラウマ的記憶を持っていたとしたら、おそらくその中の一〇〜一五個に取り組むだけで十分でしょう。そうすることで、波及効果が残りの記憶にも作用し、残っている記憶に対しても感情的苦痛を感じなくなる可能性が高いのです。

Q：感情的問題を簡単に取り除くことによって、問題を深く探求し、その深層に達するという重要な機会をその人から奪っているのではありませんか？

A：従来のテクニックでは、「根深い」感情的問題の原因は心のひだに隠れており、どうにかして、その原因を掘り起こし明らかにしなければならないと決めつけています。そして、そうではない何かを行うのは、クライアントを「丸め込んで」問題を未解決のままにすることだと見なしています。しかし、ＥＦＴはこのような考えをまったく無視しています。

私は、極めて激しいケースも含めて、トラウマ的記憶を持つ数百人の人々の手助けを行ってきました。そしてEFTを行った後で、問題をさらに探求することを望んだり、「深層に到達」することに興味を示す人は誰一人としていませんでした。彼らにとって、それは完全な解決であり、その重荷からの解放は非常に喜ばしいことだったのです。

私の経験からすると、EFTは問題の深層に到達します。しかも、実にパワフルにそれを成し遂げるのです。その記憶に関する人々のとらえ方は一瞬のうちに変化します。それについて話す内容も変わります。恐れの言葉が理解を示す言葉に変化するのです。

そして、彼らの様子や振る舞い自体が、何よりもその記憶に対する心のあり方の劇的な変化を物語っています。その記憶に向き合い整理ができたいま、彼らはもう意識を向けようともしません。このすべては、EFTがエネルギーシステムの不快な「ザー」というノイズを取り除いたときに起こります。それは、この「ザー」というノイズが問題の真の原因だからです。

◉——依存症（中毒）

多くの専門家にとって、依存症とは理解できない謎の一つです。依存症の人々は、その症状から自由になることを真剣に願い、専門家の手助けを求めます。しかし、彼らが前向きな意志を持ち、多くの時間とお金を費やしたにもかかわらず、ほとんどの人が以前の行動に逆戻りします。

実際のところ、ある依存症を遠くに投げ捨てたとしても、それと同時にもう片方の手で別の依存症を拾い上げるのがほとんどなのです。たとえば、タバコをやめた人のほとんどが体重を増やします。なぜなら、食べ物をタバコの代わりにするからです。同じように、アルコールを克服した人がチェーンスモーカーやコーヒー中毒になることもしばしばです。この場合、依存症は克服されたのではなく、ただ単に対象が変わったに過ぎません。

依存症治療のほとんどが目立った成果を上げていないのは、それらが依存症の真の原因に目を向けていないからです。もし、真の原因に対処していたのであれば、人々は依存する別の対象を必要とはしないでしょう。

では、依存症（中毒的行動）の真の原因とはなんでしょうか？　まず、原因ではないものをリストアップしてみましょう。以下の事柄（これまでの手法が何十年にもわたって取り組んできたもの）は、その真の原因ではありません。

・単なる悪い習慣ではありません。
・遺伝によるものではありません。
・先天性・家系によるものではありません。

・その個人の弱さによるものではありません。
・意志の力が欠如しているからではありません。

ここで挙げた事柄に何らかの根拠があるように思えたとしても（だからこそ、それらに固執することになるわけですが）、それらに取り組むことを目的とした治療法は、そのいずれもが依存症の解消に関する実績が乏しいものとなっています。取り組むべきものは「それらしく思える」事柄ではなく、その真の原因なのです。

あらゆる依存症の真の原因は不安という感情です。そして、この不快な感情は、その人が依存している物質や行動によって一時的に紛らわされるか、もしくは沈静化されます。

これには、多くの人が「そのとおり！」と強くうなずくことでしょう。それは、彼らの中にあって、うまく言い表せなかった真の原因を明らかにしているからです。タバコ、飲酒、過食などは、不安感のレベルを抑える必要に駆り立てられた行動だということを、常に彼らは意識の片隅で知っています。そしてこれまでは、その感覚と依存症の真の原因を、彼らが直接結びつけることはありませんでした。

しかし、少し考えればその結びつきは明らかです。依存症の人々は、自分の症状についてイライラする習慣だとみなしています。そして、直面するストレスが大きければ大きいほど、彼らはますますその物質に頼るようになります。依存症の人からその物質（彼らにとっての鎮静剤）を取り上げたとしたら、彼らは明らかに落ち着かなく（不安に）なるでしょう。実際のところ、その物質がなくなりそうになっただけで、しばしば彼らは落ち着きを失います。

そして、彼らの言葉に耳を傾けると、その多くが「これがあると落ち着くんです」と語ります。これは、なによりも明白な手がかりです。それが何であれまったく不安を感じていないとしたら、彼らはなぜリラックスする必要があるのでしょう？「リラックスしなければ」と感じさせる何らかの原因が他にあるのでしょうか？


この点についてより深く理解するため、依存症とは「単なる『悪い習慣』に過ぎない」という誤った見方について考えてみましょう。いくつかの常習的行動を含んでいるという点で、依存症は単なる悪い習慣以上のものです。実際のところ、単なる習慣というものは、それほど苦労せずに変えることができるということからもこれは明らかです。

実際の例で考えてみましょう。私は朝から靴を履くときに、右足から先に履くという習慣があります。しかし、私がその習慣を変えたいと思ったとしたら、そうするのは難しいことではないでしょう。たぶん私は、一枚のメモを靴のそばに置いて、左足から先に履くことを忘れないようにします。そして、このプロセスを何度か繰り返すことで、私の習慣は変化し、やがてはメモがなくても左足から靴をはくようになるでしょう。このように、単なる（純粋な）習慣は楽に変化させることができます。なぜなら、その行動には不安が伴っていないからです。

しかし、これと同じ方法を喫煙という「習慣」に適用したとしても、それは無残な失敗に終わるでしょう。禁煙していることを思い出すためにあちこちにメモを置くという方法は、その人にとっては役に立たない対策です。そのメモは、不安に駆り立てられた中毒的欲求に直面している人にはなんの力もありません。

中毒的欲求を持つ人々は、不安を鎮めるためのお気に入りのブツ（タバコやアルコールなど）を探し求めます。それはもちろん、リラックスする、いらだちを静める、とらわれている心を自由にする、一息いれる……などなどのために。そして、これらすべてが、彼らを中毒的物質や行動に駆り立てる不安が存在していることを明らかにしています。

ですから、中毒的行動は単なる「悪い習慣」ではありません。それは不安に突き動かされ、そこからの解放を求める行動なのです。

依存症の本当の問題は、彼らの中毒的物質や行動が不安に対して一時しのぎでしかないということです。それはしばらくの間、問題を見えなくするだけであり、だからこそ鎮静剤として機能します。そして、鎮静剤としての効き目が薄れてくると、不安がまた浮かび上がってきます。

これは疑う余地もないでしょう。そうでなければ、ある一つの中毒的物質や行動によって、問題からの永続的な解放がもたらされているはずです。しかし、ご存じの通り現実はそうではありません。依存症の人々は、不安を軽減するための行動を何度も繰り返さなくてはなりません。依存はますます強くなり、彼らの不安と鎮静剤の結びつきもますます強まります。いうまでもなく、これは悪循環であり、彼らはその中にはまり込みます。

また、彼らにとっての鎮静剤がなくなったとき、その不安が極度に高まることがよくあります。その結果、禁断症状が強まり、それが中毒的物質や行動を断ち切ることへのバリア（障壁）となります。禁断症状の苦しみは、時にあまりにも高くつくものとなり、多くの人々がむしろ依存症であり続けるリスクの方を選びます。

◉禁断症状に対処する

これはEFTの魅力的な特徴を私に思い起こさせます。EFTは禁断症状の苦しみを劇的に減らし、その症状を永久的に取り除くこともしばしばです。そして、これは他のあらゆるテクニックからEFTを際立たせている、いくつもの特徴のほんのひとつに過ぎません。

禁断症状は、身体的要素と感情的要素の両方から成り立っています。人々が中毒的物質の摂取を中断した場合、通常は三日もあれば、その物質を求める身体的反応は消え去ります。これは、私たちの体から望ましくない毒素《どくそ》を排出するための自然のプロセスです。しかし、感情的要素（不安）は何週間、何ヶ月も持続する傾向があり、場合によっては決して消え去らないこともあります。

経験からみて、禁断症状の最大の要因は不安です。多くの場合、ＥＦＴを行うことで、不安のスコアが一瞬にして０に下がることからもそれは明らかです。不安を取り除くことは、禁断症状の大部分を取り除くことなのです。

いまこそ、解決策に目を向けるときです。ここで、ＥＦＴの基礎となっているディスカバリー・ステートメントの内容を振り返ってみましょう：

「あらゆるネガティブな感情は、
身体のエネルギーシステムの混乱によって引き起こされる」

もちろん、不安はネガティブな感情ですから、それも身体のエネルギーシステムの混乱によって引き起こされており、当然のことながらベーシックレシピで容易に取り扱うことができます。エネルギーシステムの「ザー」というノイズを取り除くことで、あなたの中毒的欲求も取り除かれます。ほとんどの場合、それほどシンプルなことなのです。

私がここで「ほとんどの場合」と言ったのは、依存症を取り除く上で障害となる大きなバリアが存在するからです。そのバリアは不安の奥底にある心理的逆転《しんりてきぎゃくてん》（ＰＲ）です（詳しくは、このマニュアルのＰａｒｔ－２：「成功を妨げる要因」の心理的逆転に関する記述をご覧ください）。

心理的逆転（PR）はさまざまな依存症に広く行き渡っている現象であり、自己破壊的行動の原因となるものです。時に人々が自らの努力を無意味にする行動や、自分の最高の利益に反するような振る舞いをするのもそのためです。

依存症を持つ人々は、自らの中毒的行動が、自分自身を悪い方向に導いているということを理解しています。だからこそ、多くの人がそれを克服する努力を何度も繰り返すのです。そして、その努力がある程度実ったとしても、結局彼らは以前の行動に立ち戻り、最終的に自分自身を打ち負かしてしまいます。これが心理的逆転の典型的なパターンです。

あらゆる中毒的行動の九〇パーセント以上で心理的逆転が作用しています。依存症を断ち切るのがこれほどまでに難しいのもそのためです。私たちのエネルギーシステムの極性が逆転し、それが私たちのポジティブな努力に対する見えない抵抗となっているのです。

これはまた、私たちが中毒的欲求を取り除くことができるにも関わらず、それでも中毒的行動を断ち切ることが難しい理由でもあります。奇妙に思えるかもしれません。しかし、それは私たちが常に体験していることなのです。あなたがこれまで、依存症の克服に失敗し続けているとしたら、私は心理的逆転がその主な要因であることを保証します。

私たちが成果を出すには、現時点での中毒的欲求と心理的逆転の両方を取り除かねばなりません。言うまでもなく、そのためのツールはベーシックレシピです。なによりも、ベーシックレシピには心理的逆転を修正するセットアップの手順が含まれています。そのため、この目的に非常に適しているのです。

◉――依存症への対応方法

これはとてもシンプルです。あなたの依存症にベーシックレシピの狙いを定め、一日に何度もベーシックレシピを繰り返すだけです。このことは、あなたを依存症に駆り立てる不安を減少させると同時に、あらゆる心理的逆転を修正する助けとなります。

しかし、セットアップをしたからといって心理的逆転が永久になくなるわけではありません。多くの場合、心理的逆転は再び戻ってきます。特に、依存症の場合はそれが顕著に現れます。ですからあなたは（これはとても重要なことですが）、少なくとも一日に一五回はベーシックレシピを繰り返し行う必要があるでしょう。私としては、ベーシックレシピを一日に二五回は行うことをお勧めします。

こうすることで、あなたの不安（と中毒的欲求）は低いレベルに静められますし、目に見えない（しかし有害な）心理的逆転の影響力も遠ざけられます。そして、心理的逆転は徐々に小さくなり、やがて問題ではなくなります。

二五回のタッピングは、一日を通じて行う方が良いでしょう。ある程度の間隔を置いてタッピングを行うため、次のような工夫をすることができます。

①時計のアラームを三〇分間隔で鳴らし、タッピングを行う合図とする。②以下のような、日常的な行動と同じタイミングでタッピングを行う。

・毎朝、目覚めたときに
・眠りにつく前に
・毎回の食事の前に
・トイレに行くたびに
・車に乗ったとき、あるいは車から降りるたびに
・電話をかけるたびに
・椅子に座るたびに
・椅子から立ち上がるたびに
・家に帰ったとき、あるいは家から出るたびに
・ドアを通り抜けるたびに

もちろん、日常的な行動は人によって異なりますから、このすべてがあなたに当てはまるわけではないでしょう。このリストは一つのヒントに過ぎません。ぜひとも、このリストをあなたの状況に合わせて修正してください。

ときどき、人目のあるところ（パーティーやレストランなど）でベーシックレシピを行うことで、周囲の人から奇妙な目で見られることがあるかもしれません。そのようなときはその場を離れ、トイレや車の中などあなたが安心できる場所でタッピングを行いましょう。

◉——中毒的欲求に取り組む方法

ここまで述べてきた手順にあなたが取り組んでいるとしたら、日中に強い禁断症状や中毒的欲求を感じることはおそらくないでしょう。しかし、もしそれを感じたとしたら、その衝動が静まるまでベーシックレシピを（場合によっては繰り返し）行わなければなりません。これは依存症への対応として推奨した、一日二五回のタッピングとは別に行います。

◉——不安を駆り立てる具体的な出来事に取り組む

これまでに述べた手順をあなたが熱心に行っているとしたら、それはきっとあなたの依存症を打ち破る助けになります。そして、その中毒的振る舞いは、あなた自身の不安感を抑えようとする懸命な努力の現れでした。ですから私は、完全を期すために、その不安感の奥にある具体的な出来事に取り組むことも強くお勧めします。

これは一見、とても手強いプロセスに思えるかもしれません。なぜなら、自分の中毒的振る舞いに、一体どのような出来事が関連しているのか？　その直接的なつながりに気づいているる人はほとんどいないからです。気づいていない事柄に、どのようにＥＦＴを行えばよいのでしょうか？　あるいは、人によってはその具体的な出来事が多すぎて、きりがないように思えるかもしれません。

※さらには第2章で紹介した「内なる平和の手順」を参照し、実践してみることをお奨めします。

◉——依存症（中毒）に対してＥＦＴを行うことで期待できること

ＥＦＴを行うことで、あなたの中毒的な欲求はその日のうちに劇的に弱まり、あとは時間の経過と共に穏やかに、欲求を感じる頻度も減少していきます。やがて、中毒的欲求がまったくなくなったとき、あなたは関連するあらゆる中毒的な物質をひどく不快なものと感じるでしょう。こうして、あなたは自由を得ます。中毒的な物質に対する感じ方や振る舞いも変化し、そもそもなぜそれを求めていたのか不思議に思うかもしれません。

それらはもちろん、健全な兆候です。そして、その状態を実現できたのであれば、それを「定着」させるために数日の間、ＥＦＴのベーシックレシピを日常的に続ける必要があります。

以前の依存症（中毒）を打ち破ったからといって、あなたがその中毒に対して免疫があるわけではありません。この先に現れるあらゆる誘惑を避けること。これが私のアドバイスです。以前の依存症（中毒）がどのようなものであっても、そこからの回復段階においてこれは真実です。

◉——よくある質問とその答え

Q：私が依存症（中毒）から回復するために、どれくらいの時間がかかるでしょうか？

A：これは人によってさまざまです。私の経験では、チョコレート、コーヒー、ソフトドリンクといった一般的な食品への依存症は比較的穏やかなものであり、しばしばそれらは数日のうちに消え去ります。ちょうどいまも、ある女性が依存症を克服するための手助けをしたところでした。ソフトドリンク、ベーコン、オニオンリング、チョコレート、ソフトキャンディー、フライドポテトといった食品に対して、私がそれぞれ一～二回ベーシックレシピを行なったところ、彼女はもうそれらを欲しいとは思わなくなりました。もちろん、もっと時間がかかる場合もあります。

通常、タバコ、アルコール、コカインといったより強烈な物質に対する依存症（中毒）は、一般的な食品よりも時間がかかります。おそらく、一〜二週間は必要でしょう。しかし、ある男性が数年間にわたるアルコール依存症を克服したとき、私はベーシックレシピを三〜四回行っただけでした。これは珍しいことではありませんが、あなたに同じことが起こるかどうかは予測できません。誰にでも当てはまる明確なルールがあるわけではないのです。しかし、それが終わる時が必ずやってきます。単純にその物質を欲しなくなることによって、あなたはそれを自然に知ることになるでしょう。その禁断症状も、ごくわずかなものです。

Q：一回のベーシックレシピで、いくつかの依存症に取り組んでもかまいませんか？

A：いいえ。一回のベーシックレシピに、二つ以上の依存症（中毒）を結びつけるのは避けてください。一回のタッピングで取り組むのは特定の依存症だけであり、異なる依存症についてはそれぞれ別々にタッピングを行ないます。しかし、一つの依存症（中毒）に熱心に取り組んだ結果、別の依存症も併せて克服できたとしても驚かないでください。これは、タッピングによってその人の不安が解消され、鎮静剤としての行動（依存症）が不要になった、その結果として起こることがあります。この思いがけなくも喜ばしい結果について、あらかじめ予測することはできませんが、これは実際に起こり得ることなのです。

Q：ダイエットのために、EFTをどのように使うことができますか？

A：ダイエットを成し遂げたいと思うなら、まずは本質的な原因に取り組まなくてはなりません。他の依存症と同じく、その原因は不安からくる食べ物への依存です。実際のところ、依存症の対象としてアメリカで最も多いのは、食べ物に対するものです。食べ物への依存は、タバコやアルコールと同じく不安を一時的に覆い隠す手段です。それほどお腹がすいていないのに、冷蔵庫をあさったことが何度あったでしょうか？　なぜ、そうしてしまったのでしょう？　不安な気持ちを紛らわせたかったのではありませんか？　あなたはそれに「退屈だから」とか、「やけ食い」だと答えるかもしれません。しかし、それも不安感の一つの表れです。

この不安感は、食物依存だけでなくあらゆる依存症や依存的行動を引き起こすものであり、これは生活のあらゆる場面からやってきます。家庭や仕事のストレスだけでなく、幼児期の苦しみやトラウマ的な記憶から生じることもあります。

ダイエットを成し遂げるため、私たちを過食に駆り立てる不安を取り除かなければならないのは明らかです。そして、ＥＦＴはその最適なツールではないでしょうか？　内なる平和の手順はもちろんのこと、過食に対してベーシックレシピを繰り返し（一日に二五回）行うことで、その裏に潜む不安感を静めることができます。食べ物への必要以上の欲求が出てきたら、それを弱め克服するためにタッピングを繰り返してください（「私はこのパイをすごく食べたいと思っているけれど、そんな自分を深く完全に受け入れます」）。

そうするうちに、過食の原因は解消され、あなたの体重も適正なレベルへと変化します。

◉——身体への癒し

心と体のつながりが存在することについて、EFTはこの上なく明らかな証拠を示しています。そしていま、あなたはさまざまなレベルでの劇的な身体的ヒーリングに立ち会おうとしています（なにより、あなた自身がそれを体験されることを願っています）。EFTがこれまで、部分的あるいは完全な成果を上げてきた身体的疾病の一部を挙げておきます‥

頭痛、腰痛、首と肩のコリ、関節痛、ガン、慢性疲労症候群、エリテマトーデス、潰瘍性大腸炎、乾癬、ぜんそく、アレルギー、目のかゆみ、身体の痛み、発疹、不眠症、便秘、過敏性腸症候群、弱視、筋肉の緊張、ハチなどの虫さされ、排尿障害、つわり、PMS（月経前症候群）、性機能障害、発汗障害、運動障害、手根管症候群、関節炎、手足のしびれ、腹痛、歯痛、体の震え、多発性硬化症

これはほんの一部に過ぎません。完全なリストをつくるとしたら、これより遥かに長くなるでしょう。

あらゆることにEFTを試してください。

私は、クライアントのあらゆる身体の不調に対してEFTを行ない、たびたびその結果に驚かされてきました。常に一〇〇パーセントの成功を収めたわけではありませんが（そのような人がいるでしょうか？）、手の施しようがないと思われる症状であったとしても、症状を軽減するという点でEFTは驚くべき成果をたびたび挙げてきました。

私たち人類には幾千もの疾病が降りかかっており、それに応じて、治療に関する科学の分野ではさまざまな種類の治療法が開発されてきました。それらは、手かざし療法といったものから、投薬や手術、断食やイメージ療法にいたるまで多様です。そして、それらの治療法はいずれも、「一部の人々にある程度」の効果を感じさせます。しかし、「すべての人にいつでも」効果を発揮するというものではありません。

私の経験から判断して、EFTは非常に効果的なテクニックであり、ヒーリングに携わるすべての人々が自分のツールボックスに納めておくべきものです。いえ、それどころか、以下の理由からまず最初に使うべき道具であると私は考えています。

・多くの場合、症状が即時に軽減されます。
・他の方法がうまくいかない場合でも、効果を発揮することがしばしばです。
・簡単に行うことができます。

・必要な時間はごく僅かです。
・習慣性・依存性のあるテクニックではありません。

このような特徴のすべてを備えたテクニックが他にあるでしょうか？　とはいえ、ＥＦＴは薬や他のヒーリングテクニックに代わるものではありません。いうまでもなく、他の方法でヒーリングを行う人々と協力することは非常に効果的です。

身体のヒーリングの分野において、ＥＦＴが傑出したテクニックであることは否定できないものであり、どれほど目を閉ざしていたとしても、その成果は敬意とともに受け入れられるでしょう。その上で重要なのは「なぜ効果があるのか？」という点です。そもそも、ＥＦＴは感情的な問題に対処するための手法ですが、そのプロセスが身体的な問題にもめざましい効果を発揮するのはなぜでしょうか？

ネガティブな感情が身体的疾患の要因であることは否定できない事実です。ですから、ＥＦＴがそのネガティブな感情を解消するにつれて、身体の症状も同様に軽減します。また、血液が適切に流れることが重要であるのと同じく、身体のエネルギーの流れも私たちの身体の健康にとって不可欠なものです。ですから、ＥＦＴによってエネルギーのバランスを保つことは、私たちの身体の治癒力を大きく向上させます。ヒーリングに関する科学には、未だ数多くの謎があり、現在でも果てしない探求が行われています。その謎の探求はＥＦＴについても例外ではありません。研究が進むにつれて、この驚くべきツールに関する知識と情報はますます拡がっていくでしょう。

◉――よくある質問とその答え

Q：症状が良くなるまでにどれくらい時間がかかりますか？

A：これには明確な基準は存在しません。数分の内に症状がなくなることもしばしばですが、時にはその反応が数時間後に現れる場合もあります。表面化していない根本的な病によっては、その時間が数日、数週間、あるいは数ヶ月かかる可能性もあります。あきらめずに続けてください。そして、必ず医師と相談してください。症状が改善したとき、多くの人が薬の服用を中断したいと考えます。しかし、その決定は医師の指導の下に行われるべきです。

Q：一回のタッピングで、いくつかの症状を扱うことはできますか？

A：いいえ！　それぞれの症状に対して別々にベーシックレシピを行ってください。まずは最も激しい症状からはじめ、それから別の症状に取り組みましょう。そうする中で、ある症状に対してベーシックレシピを行ったにも関わらず、別の症状が解消されたとしても驚かないでください。これはよくあることなのです。

Q：激しい症状が長期間続いている場合でも、本当にEFTの効果を期待できるのでしょうか？

A：従来の考え方では、長期間続いている病の多くは不治のものであり、その人の健康を永遠に支配し続けるのだと見なされています。私もそれはよく理解しています。ですから、エネルギーシステムをタッピングするというテクニックによって、その症状が目に見えて軽減したり、あるいはある程度まで解消されるという考え方はあまりにも過激すぎると思われるかもしれません。

実際、その考えは私が出会ったほとんどの人にとって、これまでの常識から外れたものでした。しかし私は、これまで驚くべき実例をいくつも目の当たりにしてきました。ですから、これを人々に知らせなかったとしたら、それこそ怠慢だと言えるでしょう。

Q：私の問題について、どれくらいの頻度でベーシックレシピを行えばよいでしょうか？

A：頭痛や体の痛み、内臓の不調などを感じたら、いつでもすぐにベーシックレシピを行ってください。また、根本的な病に対しても、あなたが満足のいく結果が得られるまで、一日に一〇回はベーシックレシピを行いましょう。そして、この一〇回のタッピングは、一日を通じて時間的に偏らず、まんべんなく行うことを心がけてください。これを行うためのよい方法は、あなたの日常的な行動と一緒にタッピングする癖を付けることです。

たとえば‥

・朝、目覚めたとき。
・夜、眠りにつくとき。
・毎回の食事の前に。
・トイレに行くたびに。

また、身体的疾患の原因、または一因だと思われる、すべての具体的な出来事にＥＦＴを行うことも忘れてはなりません。「内なる平和の手順」は、その効果的な助けとなるでしょう。

Ｑ：身体的な症状に対する経験を、いくつか聴かせていただけないでしょうか？

Ａ：もちろん喜んで。しかし、ここでお話しする実例は、ＥＦＴで取り組むことができる身体的疾患のほんの一部にしか過ぎません。どうか、それを忘れないでください。

【背中の痛み】

私は背中に激しいダメージを負った人を数多く見てきました。そして、彼らの痛みの原因は物理的なものとして、レントゲン写真にはっきりと映し出されていました。しかし、それにもかかわらず、EFTを数分間行っただけで彼らの痛みは劇的に減少しました。これを理解するには、筋肉の中にストレスの影響が現れることを認識する必要があるでしょう。そして、その影響は私たちの関節にも異常な緊張となって現れます。EFTが筋肉の緊張を緩めることで関節にかかる過大な負担が減り、結果として痛みが軽減されるのです。

どれだけの人々の背中の痛みが解消されたのか？　その数はもはや数えきれません。その中には、痛みが完全に消え去り二度と戻ってこないものもあれば、痛みを遠ざけておくために日常的なタッピングが求められる場合もあります。

【頭痛と腹痛】

私が見てきた中で、おそらく九〇パーセント以上のケースでこれらの症状に大きな改善が見られています。その大部分が、ベーシックレシピを数分間行うことで症状が完全に消え去りました。

【手根管症候群】

ある日私は、仕事の打ち合わせを兼ねてアンと夕食を共にしたのですが、その時彼女は手首の手根管《しゅこんかん》に7の痛みを抱えていました。その痛みに対して行ったベーシックレシピは二分もかからないものだったのですが、痛みはまったく消え去り、打ち合わせの間戻ってくることはありませんでした。これまでは、何をやってもその痛みから解放されることはなく、彼女は大変驚きました。

その後、彼女とは出会っていないため、どれほどその効果が続いたのかは定かではありませんが、このタイプの問題は症状が再び起こる傾向があります。ですから、その後もタッピングを行う必要があるでしょう。

【乾癬】

ドナは乾癬《かんせん》がひどく靴を履くにも苦労する状態であり、薬物治療はまったく効果がありませんでした。数日間、彼女は定期的にタッピングを行い、その結果として症状の九〇パーセントが消え去りました。

【アレルギー】

多くの場合、これらの症状にはEFTが効果的です。私はこれまで、副鼻腔《ふくびくう》の排膿《はいのう》、目のかゆみ、くしゃみといった数多くのアレルギー症状が解消した例をいくつも見てきました。

【便秘】

その変化はさまざまですが、私の経験では多くの場合に良い結果を得ています。ある人は一回のタッピングで即時に、しかも永続的に症状が改善しました。ある人々は、数年来の便秘を解消するために、日常的なタッピングを数週間続ける必要がありました。あなたの身体的症状が、タッピングによって常にその瞬間に解消されるわけではないことを憶えておいてください。また、時には効果がないように見えることもあるのだということも忘れないでください。辛抱強く続けましょう。あなたが費やすのはわずかな時間だけです。結果はあなたが自分を大切にし、その気持ちを持ち続けることにかかっています。これは便秘だけでなく、あらゆる病気に当てはまることです。

【視力】

私はこれまで、ＥＦＴによって（少なくとも一時的には）視力が改善した例を多く見てきました。私と一緒にステージに上がった人々が視力に対してＥＦＴを行ったとき、彼らはまさしく目に見えて視力が改善したと報告します。私はそれらの人々のその後について把握していないため、それが永続的なものであると言うことはできません。しかし、ＥＦＴを継続することで、その変化を永続させることができると考えます。

【関節炎】

関節炎による痛みは、しばしばＥＦＴで軽減されます。実際、私は何度もそれを見てきました。しかし、その背後にあるさまざまな条件のため、その痛みは再発する傾向があります。ですから、あなたはその症状だけでなく、背後にある原因にも対処しなくてはなりません。ＥＦＴによって関節炎を永久に取り除くことができるのでしょうか？　そもそも、関節炎とは治るものなのでしょうか？　私にもわかりません。私が知る限り誰一人として、そのためにＥＦＴを続けた人はいないからです。

一般常識では関節炎とは治るものではなく、単に進行を抑えることができるに過ぎないと言われています。しかし、私自身が一九八六年に関節炎だと診断されたのですが、いま現在その症状はまったくありません。私はその時EFTについて知らなかったため、このテクニックを自分自身に使うことはありませんでした。私は断食も行いましたし、食生活だけでなくライフスタイルや考え方も変化させ、その結果、私の関節炎は消え去りました。その時EFTがあれば、その過程はもっと早く進んでいたでしょう。私はそう確信しています。

◉――自己イメージを高める

「低い自己イメージ」という言葉は、自分自身に対する広い意味でのネガティブな見方を意味します。しかし、この問題に関する権威ある人々（専門家）は、その正確な定義を発展させることも、その正確な原因をピンポイントに指摘することもしませんでした。ですから、その問題の対処法にもこれまで決定打がなかったのです。

それに対して、EFTはこの問題に対するより的確なアプローチであり、その正確な原因をピンポイントに指摘します。それは以下の通りです：

蓄積されてきた自分自身に対するネガティブな感情。これが「低い自己イメージ」の原因です。これは、ごく当たり前のことのように思えるかもしれませんが、この領域でＥＦＴがめざましい成果をもたらすため、ここで改めてはっきりさせておきたいと思います。ネガティブな感情を取り除くということは、その原因を取り除くということであり、原因がなくなれば「低い自己イメージ」という結果も消え失せます。そして、ネガティブな感情を取り除くために、ＥＦＴ以上のツールが他にあるでしょうか？

「低い自己イメージ」は世界最悪の病と言えるかもしれません。それは驚くほど蔓延しており、程度の違いこそあれ、ほとんどの人がその病にかかっています。私たちの自己イメージは、しばしば自分自身への信頼感に直結します。そして、私たちは自らの行動パターン、立ち振る舞い、発言やしぐさなどを通じてそれを「放射」しがちであり、他の人々はそれを感知します。私たちがそれを望まなかったとしてもです。ですから、私たちのビジネス、社会生活、個人のパフォーマンスなどに自己イメージが多大な影響を及ぼします。

他の人々に対して、私たちが放射している内なる思考。それによって、就職、昇進、セールスなどの成功や失敗が左右されることがあります。また、自分自身への見方や感情がどのような形で外面に投影されているかによって、友人やパートナーとの出会いが発展するか、消え去っていくのかも左右されます。自己イメージが低ければ低いほど、私たちは平常心を失いやすくなり、その結果として、怒り、罪悪感、嫉妬などのさまざまな感情的反応をより強く感じるようになります。

また、自己イメージが下がっている時、私たちは同じところで立ち往生することが多くなります。新しい事業に乗り出すことも、苦しい人間関係から抜け出すことも、新しい何かに挑戦することもできなくなるのです。そして、人生のいくつかの側面が退屈で、憂鬱《ゆううつ》なものとなっていきます。

まさしく、自己イメージこそが私たちの内なる強さの中心的要素であり、私たちの人生の質をしばしば決定づけるものなのです。

もしあなたが、大きな書店の自己啓発コーナーに立ち寄ったとしたら、自己イメージの問題について書かれた本が数え切れないほどあるのを目にするでしょう。それらの本の多くには、ポジティブな考え方を強調し、人生の明るい側面に目を向けるエクササイズの手順が書かれています。それは、あなたの弱い部分ではなく、強みに焦点をあわせるように励ますものであり、本によってはその助けとして、ビジュアライズ（視覚化）やアファメーションのテクニックを強調しているものもあります。そのすべては素晴らしいものです。

私はそれらを賞賛しますし、実際にそのアプローチの多くが、自己イメージを改善する点で人々の役に立っています。しかし、まだ十分な結果を挙げているとは言えません。さらなる改良と、新たな視点が必要なのです。これらのツールだけで、自己イメージの全面的、もしくは劇的な向上を成し遂げた人はほとんどいません。

これらのテクニックの多くが十分な成果を挙げていないのは、低い自己イメージの根底にある自己不信と自分へのネガティブな思いをほとんど解消しないからです。むしろ、「ポジティブ思考」の大量投与によってそれらを押さえ込もうとしているのです。

いうまでもなく、それらは賞賛すべき取り組みです。しかし、その人が築き上げてきた自己不信と自分へのネガティブな思いは、時に非常に頑固なものとなり得ます。もし、あなたの人生をバス旅行に例えるとしたら、その自己不信やネガティブな思いは、あなたのバスに乗り込んでいる乗客のようなものです。バスのハンドルを握っているのはあなたです。しかし、彼らは自分こそが運転席に座っていると思い込んでおり、「バックシート・ドライバー」としてあなたの運転にひっきりなしに口を挟むのです。これまでのやり方では、それを大きく変えることはできないでしょう。

この問題に、ＥＦＴは斬新なアプローチを持ち込みます。それは、全面的で劇的な変化をもたらすものです。私は、このテクニックによって、全面的な変化を遂げた人を数多く見てきました。彼らの行動パターン、立ち振る舞い、発言やしぐさのすべてが、ポジティブさと内面の自信を反映したものに変わりました。彼らの進化を目にして、友人や同僚は「生まれ変わった」ようだとコメントしています。

従来の手法は、新しい心構えや考え方をインストールすることに取り組む傾向がありました。しかし、ＥＦＴは自己不信やネガティブな思いから、人々が効果的に自由になることに集中します。ＥＦＴは招かれざる乗客の手からハンドルを取り返し、彼らをバスの外に追い出すのです。いったん、外に追い出してしまえば、彼らはもはや低い自己イメージの要因にはなりません。

低い自己イメージを形づくっている自己不信や自分へのネガティブな思いは、ネガティブな感情から形作られます。そして、ＥＦＴはまさに、その感情に対処するためのテクニックなのです。ここで、ＥＦＴの基礎であるディスカバリー・ステートメント（基本的宣言）の内容を思い返してみましょう‥

「あらゆるネガティブな感情は、
身体のエネルギーシステムの混乱によって引き起こされる」

これを念頭に置くことで、自己イメージを改善するプロセスがシンプルなものとなります。ただ、あなたの中のネガティブな感情のすべてにベーシックレシピを行うだけです。そうすることで、ネガティブな感情は一つずつ消え去っていき、あなたの中のネガティブな感情とポジティブな感情のバランスは、着実にポジティブな方向へと傾き出します。そして、そうするうちに爽やかで自信に満ちた自己イメージが、自然と表面に浮かび上がります。招かれざる乗客とその荷物があなたのバスから放り出されたのです。

これに取り組む完璧な方法は内なる平和の手順です（詳しくは、第2章：ベーシックレシピの「内なる平和の手順」をご覧ください）。この方法によって、あなたの健康的な自己イメージの妨げになってきた、ネガティブに感じられるあらゆる具体的な出来事に無理なく取り組むことができます。

◉森と樹木のたとえ

これまで述べてきたことへの理解をより深める助けとして、一つのたとえを考えてみましょう。自分自身へのネガティブな自己イメージを一つの森だと考えてください。そこには特定のネガティブな出来事やネガティブな感情という木が生えています。それらの一本一本は、過去の拒絶、虐待、失敗、恐れ、罪悪感などが映し出されたものかもしれません。そして、その数は何百本にも達しており、全体としてみると、まるで広大なジャングルのように密集していると感じることもあるでしょう。

ここでは、病気にかかった木が一〇〇本集まって、あなたの自己イメージの森になっていると仮定しましょう。ＥＦＴによってそれを解放することで、あなたが一本の木を切り倒したとしても、まだ九九本の木が残っています。あなたはその一本を切り倒したことで、大きな喜びと感情的な自由を体験するでしょう。とはいえ、自己イメージの森全体としてみれば、ほとんど何の変化も感じられないことでしょう。

とはいえ、これを毎日整然と続けて行ったらどうなるでしょうか？　次第に、森には隙間が目立ってきます。その中は動きやすい場所となり、あなたにとっても居心地の良い自由な場所となるでしょう。

継続してEFTを行うことで、やがてはすべての木が切り倒されます。そして、そこに立っているのはより大きな感情的な自由を得たあなたです。その森（もしくはジャングル）がなくなって、新たな自己イメージがあなたの中に現れたとき、そこから見る世界はまったく異なったものでしょう。

幸いなことに、あなたはその結果を得るために一〇〇本すべてを切り倒す必要はないでしょう。なぜなら、あるタイプのネガティブな感情をEFTによって解放したとき、その効果が同じタイプの残りの木々にまで拡がる「波及効果」があるからです。

たとえば、あなたの森の中に「虐待された体験」の木が、一〇本ひとかたまりに生えていると思ってください。まず、その固まりの中の最も大きな（最も強烈な）木を何本か選び、EFTによってその木を切り倒します。あなたが大きな木を三～四本切り倒したとしたら、ほとんどの場合、残っている六～七本の木も勝手に崩れ落ちていることに気づくでしょう。何本かの木に対してエネルギーバランスを整えるという試みは、同じタイプの残りの木々に対してもその効果が波及していきます。

あなたはこの他にも、「失敗」や「拒絶」と呼ばれる木々の集まりに対して、この「波及効果」を何度も経験するでしょう。それによって、その森に一〇〇本の木があったとしても、およそ三〇本程度の木を切り倒すことで森全体がクリアになる可能性があるのです。

◉――変化を注意深く観察してください

ＥＦＴによってもたらされる自己イメージの変化は、従来の方法よりも迅速で遙かに力強いものです。しかし、(恐怖や苦しみといった)一つの記憶を処理することに比べると、その変化はよりゆっくりとしたものです。ＥＦＴはしばしば、それらの記憶を一瞬で変化させます。しかし、自己イメージの完全な変化には数週間かかることも多いのです。それは、自己イメージの変化というものが、たくさんのネガティブな感情(木)を一本ずつ(あるいはひとかたまりごとに)取り除き続けた結果として起こるものであり、それだけの時間の経過が必要となるからです。

このように、自己イメージが完全に変化するには数週間の時間がかかる場合もあるのですが、そのプロセスの間にも小さな変化が続いています。森の中から木が一本なくなる度に、自己イメージの変化が起こっているのです。一本の木を切り倒すことから生じる感情の解放はその場ですぐに体験できます。しかし、自己イメージという、より大きな問題に対する変化は、通常、なかなか気づきにくいものです。しかし、あなたに起こる事柄を注意深く観察することで、少しずつ積み重なるその変化に気づくことができます。

内面で生じている変化は緩やかかで繊細なものですが、同時に力強いものでもあります。その変化は、それが起こっていることを感じさせないほど、あなたにとって自然なものでしょう。しかし、やがては身近な人がその変化を口にするようになり、あなた自身もその変化を認めざるを得なくなるでしょう。その時が来るまで、あなたは観察者となり自分自身に生じる事柄に注意深くなる必要があるのです。

たとえば、何らかの拒絶された出来事があったとき、あなたが以前よりも冷静に対応できていることに気づくでしょう。以前よりも、はっきりとした口調で話をしていることや、自分自身への気遣いがどのように深まっているかにも注意を向けましょう。また、あなたの会話のトーンが、よりポジティブな方向に変化していることを感じ取れるかもしれません。自分自身への信頼を自己イメージとして周囲に放射するとき、周りの人々がどのように反応するかもよく観察してください。

それに気づかなかったとしたら、あなたは何も変化していないと思い込んでこのプロセスを中断してしまうかもしれません。ですから、ぜひ自分自身の変化を注意深く観察してください。

第5章

ケース・スタディー

ここでは、ＥＦＴを行った実際の事例をご紹介します。これらの事例はＥＦＴがさまざまな問題に効果的であることを示しており、あなた自身も期待感を持たれることでしょう。自分には関係ないと思える事例があったとしても、ぜひともすべてに目を通してください。これらの事例には、テクニックの働きについて重複する面が数多くあり、ある事例で行ったことを別の事例にも適用できるからです。

ＥＦＴを学ぶ上でさらに重要なことは、いくつもの幅広い問題に対して、さまざまなアプローチが可能であると認識することです。ＥＦＴは人類に知られている、ほとんどすべての感情的／身体的問題に対応できます。そして、それぞれの問題について基本的に同じ手順を行います。しかし、手順は同じであっても、そこに至るアプローチは非常に幅広いものとなり得ます。あなたはこのケース・スタディーを通じて、どのような幅広いアプローチがあるのかを感じ取ることができるでしょう。ただし、ここで紹介する内容は文章で伝えられる範囲に制限されていますので、その点についてはウェブサイトなどに挙げた動画などがより役に立つでしょう。

◉——1：人前でスピーチをすることへの恐れ

スーには発話の障害があり、その結果として彼女は人前でのスピーチをたいへん恐れていました。私たちのワークショップに参加した彼女は、昼休みの間に私と同僚のエイドリアンに手助けを求めてきました。そして彼女は、私たちに喉頭《こうとう》がんの手術によってできた首の傷跡を見せました。その手術の結果として、通常の会話はできなくなっており、彼女の言葉を理解するのは難しくなっていました。無理もないことですが、彼女は人前でのスピーチを恐れるようになりました。しかし、さらに悪いことには彼女は陸軍の軍曹《ぐんそう》であり、自らの部隊の前で頻繁に「スピーチ」をしなければならなかったのです。

私たちはベーシックレシピを二ラウンド行い、彼女はスピーチについて考えていたほんの数分の間に、その恐れを克服しました。ワークショップの午後の部が再開したとき、私は彼女に、ステージに上がって人前でスピーチすることへの恐れを確認してほしいと頼みました。

ステージに向かって歩いているとき、彼女は恐れがまた上がってきたと言いました。しかし、それは彼女の言葉で「たったの3」だということでした。その恐れは、彼女がいつも感じていた10の恐れより、はるかに低いものです。しかし、まだ恐れが残っていることは明らかでした。そして、そのことは休憩の間のタッピングでは意識しなかった、彼女の恐れに関する新しいアスペクトが現れている何よりの証拠でした。

私たちは(聴衆の方を向きながら)、ステージの上でベーシックレシピをもう一ラウンド行い、恐れのスコアは0に落ちました。それから彼女は私のマイクを掴みながら私を座らせ、昼休みの間に起こった出来事について語り出しました。彼女は穏やかさと冷静さに満ちており、その話は一〇〇人もの聴衆を魅了しました。発話の障害自体はまだ残っていましたが、彼女の恐れは消え去っていました。

スピーチへの恐れを取り除いたからといって、誰もが偉大な演説家になれるでしょうか？もちろんそうではありません。スピーチは一種の芸術であり、完璧なものにするためには訓練が求められます。しかし、ドキドキする鼓動や唇の乾きといったあらゆる恐れの症状を取り除くことは、自由に快適さを感じながらスピーチのスキルを上達させる助けとなります。

◉—2：喘息

ケリーは私のプレゼンテーションで最前列に座っていました。彼女が喘息《ぜんそく》を患っているのは明らかでした。私が話している間、常に苦しそうな呼吸の音が聞こえていたのです。その音は軽いいびきと言えるほど激しいもので、明らかに周りの人にとっても気がかりとなっていました。

プレゼンテーションが終わった後、彼女はスピーチへの恐れに対する手助けを求めてきました。興味深いことに、EFTによって喘息を解消できるにもかかわらず、彼女が求めたのはその明白な問題への手助けではありませんでした。彼女はそれを「手に入れよう」とはしませんでした。彼女にとって助けとなるのは薬だけだったのです。

そのようなわけで、私たちはスピーチへの恐れに取り組みました。三分ほどEFTの手順を行った後、彼女は声にわずかな驚きを込めて、呼吸が楽になったと述べました。実際にその通りでした。喘息を示す兆候がまったくなくなっていたのです。

私たちはしばしば、このような「予期せぬプレゼント」を得ることがあります。身体のエネルギーシステムのバランスを回復することは、思わぬボーナスをもたらし得るのです。

これを書いている時点で、私はまだ同じような喘息の事例を（関連する呼吸や鼻孔の問題も含めて）八〜一〇件ほど経験したに過ぎませんが、すべての事例で明らかな進展がありました。これは、EFTを行ったときに、毎回その場で症状から解放されたということを意味しています。とはいうものの、感情的な問題でしばしば起こるように、EFTが身体の問題を永久に取り除くと断言できるわけではありません。呼吸の問題が戻ってきて、さらなるEFTのラウンドが必要となる場合もあります。

私が数え切れないほど多くの人々にEFTを行っており、そのすべてについて追跡調査を行うことは私にとって現実的ではないことをご理解ください。実際のところ私は、どれほどの人が、喘息の症状を取り除くためEFTの手順を繰り返す必要があるのかを把握していません。しかし私は、症状から解放される可能性が高いことを知っています。あなたが喘息を患っているのであれば、その問題から解放される素晴らしいチャンスを手にしているのです。医師の支援を受けながら、ぜひEFTを行ってください。

◉——3：性的虐待

ボブは幼少期に性的虐待を繰り返し受けていました。その記憶は非常に激しく、彼の中に大きな怒りを生み出していました。虐待自体はほぼ三〇年以上前のことであり、怒りを持ち続けることが心の平和にとってマイナスであることを、彼自身も頭ではわかっていました。

しかし、感情という面でそれを振り払うことは、まったくできそうにもありませんでした。

彼がこの問題からの解放を得るには、特殊なセッションを二度行う必要がありました。特殊というのは、そのセッションが多くの人を前にしたワークショップという状況で行われたからです。無理もないことですが、彼は性的虐待について人々に話すことを望みませんでした。ですから私は、彼がプライバシーを保てる方法で、その記憶にEFTを行う手助けをしました。

それはEFTでは難しいことではありません。タッピングテクニックを行っている間、クライアントがその問題に「チューニング（意識を向けること）」していること。必要なのはそれだけであり、「チューニング」自体は心の中で行うことができるからです。

その一ヶ月後に出会ったとき、彼は「もうあまり、そのことを考えなくなった」と言いました。これは、EFTを行った後の典型的な反応です。最も強烈な問題であっても、自然に消え去っていくことが多いのです。EFTを行った後、それを思い出すことさえできないという人も珍しくありません。まるで記憶がなくなったように思えるかもしれませんが、正しくはそうではありません。私がそれについて話してくれるように頼むと、彼らはまだ非常に細かな点に至るまで説明することができます。

ですから、実際に記憶がなくなったわけではありません。起こったのは感情的な痛みの消失であり、そのため以前のようにその記憶がよみがえることがないのです。それはいまや、単なる過去の出来事です。彼らはもう、思い出すことさえできないと感じます。なぜなら、その記憶の中のパワフルな要素が失われたからです。そして、これが私たちの求めていることです。私たちは感情の自由を求めているのであり、忘れ去ることを求めているのではありません。

しかしながら、このケースではEFTが一〇〇パーセントの成功を収めたとは言えません。穏やかになったとはいえ、ボブはまだ時折、記憶の苦しみを体験しているからです。しかし、それは以前とはまったく異なっています。このテクニックを使い続けることで、やがて彼はその苦しみを完全に取り除くことができるでしょう。

◉──4：不安と爪噛み

スーザンは現在進行中の問題に関する不安を抱えていたため、毎日繰り返しEFTを行うことにしました。数ヶ月が過ぎて不安のレベルが下がったとき、彼女の（長年の癖であった）爪噛みが、それについてEFTを試すこともなく、いつの間にか止まっていました。ある日、ギターを手にした彼女は、自分の爪がギターを弾くには長すぎることに気づいたのです。

EFTは時に気づかないほど繊細に作用するため、このようなポジティブな副作用が意識の外側で起こることもしばしばです。あなたの生活がある領域で自然な状態に戻ったとき

（不安が減少するなど）、それはまったく「自然」に現れます。ベルや警笛が鳴るわけでもなく、目立たないほどの変化として現れるのです。誰かに告げられるまで、あなたがその変化に気づかないこともしばしばです。

これがスーザンと彼女の指の爪に起こったことです。ＥＦＴは繊細かつ強力に作用し、彼女の不安をもはや爪を噛む必要のない水準にまで引き下げました。

◉——５：クモへの恐れ

モーリーはクモについて考えただけで激しい感情を味わい、週に五日は悪夢に苦しんでいました。しかし、彼女は二回のＥＦＴセッションでその恐怖を完全に克服しました。

ＥＦＴプラクティショナーのエイドリアンは最初のセッションで、クモについて考えた時のモーリーの恐れをＥＦＴによって０にしました。多くの場合はこれで十分であり、実際のクモを見ても恐れは０にとどまります。

それを確認するため、エイドリアンはモーリーと一緒にペットショップを訪れました。そして、タランチュラを見たモーリーは再び強い恐怖を感じ、泣きながらペットショップを逃げ出しました。これは、先ほどのＥＦＴラウンドが失敗だったということではありません。むしろそれは、頭で考えていたときにはわからなかった、クモへの恐れに関する新しいアスペクトが存在しており、現実のクモを見ることによってそのアスペクトが浮上したというサインです。

その後に数分間ＥＦＴを行ったところ、モーリーはペットショップに戻り、落ち着いてタランチュラを眺められるようになりました。恐れは消え去ったのです。

数日後、エイドリアンはモーリーからの電話を受けました。モーリーは、ペットとして（無害な種類の）タランチュラを飼っている友人の家にいることを知らせてきたのです。モーリーが言うには、彼らはクモをゲージから出し自分の上を這わせてみたとのことでした。

これはこのテクニックのパワフルさを示す典型的な例だと言えます。クモに対して明確な恐れを持っていない人であっても、タランチュラを自分の上に這い回らせようとはしないでしょう。たとえ、それが無害な種類だとわかっていてもです。しかし、モーリーは完璧にリラックスしており、普通の人々よりもクモへの恐れが少なくなっていました。

けれども、ＥＦＴが人を無謀にしたり、分別をなくさせるものではないことを覚えておいてください。そのクモが実際に危険な生物だとしたら、モーリーも決して自分の上で這い回らせることはなかったでしょう。ＥＦＴは病的ともいえる不必要な恐怖の一部を取り除きますが、正常な用心深さまでなくなることはありません。

数ヶ月後、私たちはモーリーと話をしましたが、恐れは戻っておらず、それに加えてクモに関する悪夢に彼女が苦しむこともなくなっていました。

◉——6：コーヒー中毒

ジョーはすでにコーヒーを飲むことをやめていたのですが、まだ強くそれを求めていました。私のワークショップに参加した彼は、コーヒーへの欲求を克服したいと願っている人に私がタッピングを行うのを見ていました。彼は聴衆の前に出ることなく、私たちと一緒にタッピングを行いました。そして、彼のコーヒーへの中毒的欲求は「永遠に」消え去りました。彼のケースではEFTを一回行っただけで、その中毒が解消されました。

しかし、通常はこのようなことは起こりません。EFTは中毒的欲求を直接的に克服する驚くべきツールであり、ひいては禁断症状を和らげる大きな助けとなるものです。とはいうものの、中毒を解消するためには、多くの場合なんども繰り返しEFTを行う必要があります。ジョーと同じような反応を示すのは約五パーセントの人であり、残りの人々はもっと時間がかかります。

とはいえ、同様の問題に対して、サイコセラピストのスーザンは一～二分のセッションでソフトドリンク中毒を克服しており、ロブもチョコレート中毒について同じような取り組みを行いました。

◉——7：アルコール依存

アーロンはアルコール中毒を克服しました。もちろんそれはコーヒー、ソフトドリンク、チョコレートよりも深刻な中毒です。彼は毎晩、酔って眠りにつき、日中は二日酔いで過ごしていました。彼が言うには、「アルコールが自分の神」だったのです。

私たちはＥＦＴのセッションを何度か行い、彼自身も毎日、定期的にＥＦＴを行いました。そして、その結果として禁断症状は穏やかなものとなりました。

回復の初期段階、以前は大好きだったスーパーマーケットのビール売り場を彼は誇りを持って通り過ぎました。そしていま、一年が過ぎ、彼はそのビール売り場を通るとき嫌な感覚を感じるようになっていました。いかなるアルコールにも彼が欲求を感じることはありません。彼は自らの人生を取り戻しました。彼は「酔っぱらいの集団のひとりになりたくないから」という理由で、大晦日のパーティーを辞退するほどでした。

しかし、常識的判断が必要な点があります。何らかの中毒を打ち破ったからといって、二度とその中毒に陥らないということではありません。アルコールや何らかの中毒を克服したなら、その物質を避け続ける必要があります。そうでなければ、その中毒をなんども打ち破る必要が出てくるでしょう。ＥＦＴがあるからといって、その中毒的物質を「たまに試して」もいいというものではありません。

◉―8：死別の悲しみ

アリシアは兄弟の死に関する深い悲しみを抱えており、二年が過ぎたいまでも、そのことについて話すことができませんでした。言葉にするには、彼女の感情があまりにも強すぎたのです。

私は彼女が出席していたある集まりで、ワークショップを行うよう依頼されていました。そして、ワークショップの前の晩、少数のボランティアにこのテクニックを行うことを許可されていました。アリシアは自分からそれに志願し、私たちは別の七人を交えて、彼女の悲嘆に一五分間のセッションを行いました。

翌朝、ワークショップの途中で彼女は自ら立ち上がり、八〇名の人々の前で、兄弟の死について穏やかに話ができるという自分自身の驚きを表現しました。それはまだ、進んで話したいというテーマではありませんでしたが、彼女の深い悲しみは消え去っていました。

そして、それとは別に、昨晩一五分間のセッションを行ったボランティアたちのすべてが何らかの前進を遂げていました。ある女性は高所恐怖症を克服しました（彼女は数分後にホテルの高いバルコニーから辺りを見回し、変化を確認しましたが何の問題もありませんでした）。また、ある男性は過去の状況への怒りを解消し、他の人々もさまざまな感情の問題から、めざましい変化を遂げていました。

◉—9：針への恐れ

コニーは非常に針を恐れていました。それは彼女に吐き気を催させ、採血が必要なときに気を失うこともしばしばでした。その恐れは、彼女が（採血を伴う）健康診断を受ける妨げとなっており、彼女の健康を維持するうえでの制限となっていました。エイドリアンは彼女に、ほんの数分間ＥＦＴを行いました。それによって、彼女の恐れは消え去り、次に針を目の当たりにしても恐れを感じることはありませんでした。

特にこれは、恐怖症の反応として典型的なものです。多くの場合、このテクニックをほんの数分間行うだけで、永続的な結果がもたらされます。これはたとえ、恐怖の対象（この場合は針）が目の前に存在していなかったとしても、何ら変わることはありません。まれに、実際の場面で何らかの恐怖がわき上がってきたとしても、通常はＥＦＴをもう一ラウンド行うことで、その恐れは永続的に解消されます。

◉——10：M&Mチョコレート中毒

ナンシーは手術を受ける必要があり、担当の医師から手術をスムーズに進めるため体重を減らすことを求められていました。そして、それを難しくさせていたのは、M&Mピーナッツチョコレートを止められないということでした。何年もの間、その中毒になっていたのです。

彼女は、その中毒的欲求を解消するためにEFTを使い、彼女自身が驚いたことに、三分ほどでその中毒をすっかり断ち切ることができました。

ときに、このような「予期せぬ結果」が起こります。それからナンシーは、無理なくM&Mピーナッツチョコレートに手を伸ばすのを思いとどまるようになりました。

依存症（中毒）はさまざまな種類の不安につながっており、その不安が依存症を引き起こします。あなたがその不安に気づき、それにたいして熱心にEFTを行うことで、中毒的物質への欲求は沈静化します。

◉──11：身体の痛み

ヒプノセラピー（催眠療法）を学ぶ人々のために開催した、あるワークショップにリーは参加していました。彼女はワークショップが始まる前に、自分が数多くの筋肉のこわばりと身体の痛みを抱えていると言いました。そこで私は、彼女の首と肩の痛みを解消するため、彼女と共にEFTを行いました。そして、その痛みは二分もかからず解消しました。

三時間のワークショップの最初の一時間が過ぎた時点で、私は彼女に首と肩の痛みが戻っていないかと尋ねました。彼女は「いいえ」と答え、それに加えて、完全ではないけれど体に残っていた別の痛みも静まっていると言いました。

これは、ある問題をEFTで取り扱ったときに、関連する他のヒーリングが生じることを示す良い実例です。リーのケースでは、私たちが彼女の肩と首の痛みにもたらした解放が、体の他の部分にも波及していました。

私たちはEFTをもう一ラウンド行い、それによって残っていた痛みも消え去りました。そして、ワークショップを行っている間、その痛みが戻ってくることはありませんでした。

このような痛みは、しばしば感情の苦痛によって引き起こされます。そして、EFTがその痛みに効果的に対応できるのもそのためです。しかし、新たな感情的ストレスが、再び痛みを生じさせるかもしれません。その場合は、ＥＦＴを繰り返し行うことで、その痛みを解消することができるでしょう。

◉——12：腰痛

ドナのケースも同様です。彼女も私のワークショップに参加していたのですが、一日のワークショップに参加できるとは思えないほどの激しい腰痛を抱えていました。

「そんなに長い間座っていることができません」

と彼女は言いました。

ＥＦＴで彼女の手助けをした結果、もはや背中の痛みがドナを悩ませることはなくなり、彼女はワークショップのすべての内容に参加することができました。

◉——13：罪悪感と不眠症

オードリーに彼女のセラピストのリクエストで出会った時、彼女は精神的に非常に混乱した状態でした。彼女は生涯を通じて身体的、精神的、性的な虐待を受けてきており、いかなるセラピストにとっても困難だと言える、感情の問題に関する長いリストを抱えていました。

彼女とのセッションは四五分間だけでしたが、私はその間に、自分の家が全焼したことに対する強い罪悪感を彼女が持っていることを知りました。ある晩、彼女はろうそくに火を灯したまま眠ってしまったようでした。そして、彼女の猫がろうそくを倒し、その火が燃え広がったのでした。

その罪悪感が適切ではないことは明らかだと思えたのですが、オードリーにとってはそうではありませんでした。彼女はそのことについて、涙なしに語ることはできませんでした。彼女はそのすべてを自分のせいだとみなしていたのです。

私が彼女と共にEFTを行ったところ、彼女の罪悪感は消え去ったように思えました。私はそれを確認するため、話のテーマを二〇分ほど別の事柄に変更しました。そうしてから、私は彼女に家が全焼した時のことを話して欲しいと頼みました。彼女のセラピストが驚いたことに、彼女は当然のように「それは私のせいではありません」と言って、別のテーマに話を進めました。涙もなく、強烈な感情もありませんでした。数分の間に、その罪悪感は消え去っていたのです。

ここに注目すべき一つのポイントがあります。EFTがパワフルであるがゆえに、その変化がしばしば当たり前のことに思える場合があります。そのため、EFTをある特定の問題（ここでは罪悪感）に使った時に、「何も変わっていないように感じる」かもしれません。

しかし、あなたがその問題について話していることに、ある程度の期間注意を払ってください。あなたはその問題を気にしなくなり、あなたの感情的空間の中でその問題は居場所を失っていくでしょう。そして、それは誰の目をひくこともなく消えて行きます。実際のところ、これはパワフルで、まぎれもなくあなたが求めていることです。感情を解放することにおいて、EFTの右に出るものはありません！

オードリーはまた、不眠症という問題も抱えていました。彼女の睡眠はとても短く、おそらく一晩に二時間ほどであり、その睡眠にさえ薬を必要としていました。セッションの最後に、私はセラピストのオフィスにあるテーブルの上でオードリーに横たわってもらい、彼女の睡眠に対してEFTを行いました。すると、彼女は一分もしないうちにすっかり眠ってしまいました。セラピストと話をするため三〇分ほどその場にいたのですが、彼女は最後には大きないびきをかいていました。彼女は「眠りの世界」に行っていました。投薬も錠剤も必要とせず、行ったのは極度に混乱したエネルギーシステムへのタッピングだけでした。

◉——14：便秘

リチャードは二五年間ずっと便秘に苦しんできました。彼は毎日、メタムシル（訳注：食物繊維を含んだ便秘用サプリメント）を二回ずつ飲んでいましたが、「普通になる」のは難しい状態でした。

その問題のため、私は彼にEFTを教え、彼は熱心に一日に何度もこの手順を行いました。しかし、二週間経ってもめざましい変化はありませんでした。私は彼に、粘り強くそれを続けるように励ましました。時に、変化に時間がかかる場合があるからです。

二ヶ月後に彼と話したとき、その問題は大いに改善していました。彼はメタムシルを一日に二度ではなく、一週間に二度飲むだけになっていました。

EFTを学ぶにあたって、時に粘り強さが重要であることを理解しなければなりません。感情の問題がすぐに片付くのはよくあることで、これは身体の問題の多くについても同様に真実です。しかし、いくつかの状況ではより時間がかかる場合があり、あらかじめそれを予測しておくのは困難です。もし、リチャードが二週間より前にあきらめていたら、彼がこの変化を体験することはなかったでしょう。これが意味することは何でしょうか？　くじけずに続けることです。

15：身体に対する羞恥心

ロサンゼルスで行ったワークショップで、私とエイドリアンはビンゴに出会いました。ボディービルダーだった彼は、自分の身体を素晴らしく鍛えあげていました。それは、フィットネス雑誌が彼の写真を撮影するため、しばしば数千ドルの支払いを申し出るほどでした。

しかし、ビンゴはこれらの申し出の多くを断っていました。それは、自分の体を人前で見せることに、彼が強い感情的苦痛を感じていたためでした。アジア系だった彼は、家庭の中で自分の体を誇示することは恥ずべきこととみなされていたと説明しました。

この問題を克服しようとステージに上がった彼は、すぐに強い緊張感を示しました。実際、彼は「もし僕のシャツを脱がせようとしたら、命はないですよ」と言いました。もちろん本気ではなかったものの、確かにそれは、この問題に対する彼の強い感情の表れでした。

ＥＦＴを三〜四分行った後、聴衆の熱狂的な喝采に応えて、彼は笑いながら落ち着いて自分のシャツを脱ぎました。そして、一〜二日後には、雑誌に写真を掲載したいという三千ドルのオファーを受け入れていました。

しかし私は、彼がこの問題を完全に克服したとは思っていません。彼は明らかな前進を遂げましたが、シャツを脱いだとき彼はそれを手に握りしめたままでした。そのシャツを完全に脱ぎ捨てるのではなく、またそれを身につけたいと思っているかのようでした。その問題から完全に自由になるには、おそらくもう少しＥＦＴのラウンドを行う必要があるでしょう。

しかしながら、この結果がステージの上という、彼の問題に関して難しい状況の中で成し遂げられたことを覚えておいてください。この状況下で、これほど（私の見方では約七〇パーセント）の前進を成し遂げたということは、十分な注目に値します。

◉——16：エリテマトーデス

このテクニックが身体的問題にどれほど効果的に機能するかという点で、私が最初に大きな驚きを体験したのはキャロリンの事例でした。ＥＦＴの活動の初期に、彼女は私の一日セミナーに参加しました。私はそこでＥＦＴがどのように機能するかについて、その要点に的を絞って一時間で説明し、それから数人の人々の問題についてＥＦＴを行う手助けをしました。その時の問題は、高所恐怖症（キャロリンもそのひとりでした）と、彼らが目下向かい合っているチョコレートへの中毒的欲求というものでした。

私は知らなかったのですが、キャロリンはその時、全身性エリテマトーデスという深刻な進行性の病気を患っていました。しかし私は、一度に多くの人とのやり取りをするのに忙しく、彼女の手足が病によって腫れていることに気づかなかったのです。実際、彼女が後から話してくれたのですが、病による足の腫れによって彼女は普通の靴が履けないという状態でした。

セミナーの間に、私はこのマニュアルに書かれている内容のより省略されたバージョンを教えました。そして、キャロリンはエリテマトーデスの症状について一日に何度かタッピングすることに決め、彼女自身驚いたことに、それによってすべての症状が治まっていきました。

二ヶ月後、彼女は別のセミナーに参加して、私に何が起こったのかを話してくれました。その間に、彼女の日常で変化したのは、EFTを行っていたことだけでした。彼女は私に自分の手足を見せ、腫《は》れは完全に消え去ったと言いました。体力も回復して、頻繁にダンスに行けるほどにまでなったそうです。それは、これまで彼女が成し遂げられなかったことでした。

これはEFTがエリテマトーデスを治したということでしょうか？　私はそうだと断言できません。しかし、この変化を無視するのはとても難しいことでしょう。

EFTが彼女の症状に有効だったのは明らかです。私は、この驚くべき事例をEFTのパワーの証拠として提出し、いかなる深刻な病であったとしても、それに対してEFTを行うことを強くお勧めします。ただしそれは、あなたの医師の指導のもとに行う必要があります。どうかそれを忘れないでください。

数ヶ月後、私は彼女のエリテマトーデスがどうなったかを尋ねるため、再びキャロリンに電話をかけました。彼女は毎日のタッピングはすでにやめており、症状が再び現れ始めていました。タッピングを続けなくても、その症状が完全に消え去る場合もあれば、そうならない場合もあります。これは、そのようにならなかったケースです。

ここで認識すべき重要な点は、起こらなかったことではなく、何が起こったのかということとです。エネルギーシステムのバランスを保っている間、深刻な症状が明らかに治まっていました。これを見過ごすべきではありません。

◉──17：潰瘍性大腸炎（結腸炎）

深刻な病を扱ったケースをもう一つご紹介しましょう。ドロシーは潰瘍性大腸炎《かいようせいだいちょうえん》にかかっており、大量の投薬によってさまざまな副作用が生じていました。潰瘍性大腸炎は結腸《けっちょう》に激しい痛みを伴うものであり、ドロシーも例外ではありませんでした。診断の結果、医師は一般的な用語を使って、結腸の「九〇パーセントが炎症している」と彼女に告げました。ドロシーはエイドリアンと共に、次の二つのことを行いました。

①菜食による食事療法（ベジタリアン）を取り入れました。
②彼女の病に、毎日ＥＦＴを使い始めました。

数週間も経たないうちに調子がよくなり、彼女は投薬治療を中断することを選択しました（註：いかなるものであれ、治療を中断するときは医師に相談してください。私たちは決して、医師に相談することなく治療を中断することを推奨しません）。

約半年後、再び結腸の検査を行った医師は「炎症は一〇パーセントに治まっている」と彼女に告げました。それから三年が経過しましたが、これまでまったくといっていいほど問題は起こっていません。実際のところ、一年前に子どもを出産することもできたほどです。

では、何によって彼女は病から回復したのでしょうか？　菜食による食事療法、ＥＦＴ、あるいはその両方でしょうか？　それを断定することはできません。多くの場合、人々は同時にいくつものヒーリングの手法に取り組みます。その中で、どれが最も有効だったのかを見極めるのは困難です。

ＥＦＴについてより多くの経験を重ねていくことによって、おそらくあなたは次のように結論づけるでしょう。いかなる問題であっても、それに対して取り組むヒーリングテクニックの一つにＥＦＴを含めるべきだと。そして、これは私の結論でもあります。

◉――18：パニック発作

ケリーはパニック発作のまっただ中で、タホ湖のホテルからエイドリアンに電話をかけてきました。パニック発作について詳しい方であれば、それが耐えきれないほどの恐怖を引き起こすことをご存じでしょう。そして、それを体験している人は、しばしば自分が死んでしまうだろうと考えます。まさしく、ケリーがそうでした。彼女は、明らかにパニックになった声でエイドリアンに電話をかけ、すぐに自分のルームナンバーを口にしました。それは、自分が意識不明になるか死んでしまったときに、すぐにエイドリアンに見つけてもらうためでした。

エイドリアンは電話越しに彼女と一緒にEFTを行い、彼女は数分でパニックの主な部分を克服することができました。対照的に、多くの場合、このようなパニック発作では、激しい恐れを数時間にわたって耐えなければなりません。それを数分で和らげるというのは、実際のところ望ましい対処法だと言えるでしょう。ケリーのこのケースでは、恐れをより軽減するためにさらに二〇分が必要でした。

◉――19：エレベーターへの恐れ

エレンはエレベーターへの恐れを取り除くためEFTを用いました。あるセミナーの休憩時間に彼女は私のもとにやってきて、生涯にわたって抱えてきた恐れについて手助けできるかと尋ねました。激しい恐れに苦しむ人々の多くがそうであるように、無理もないことですが彼女もそのリクエストについて控えめで用心深くなっていました。従来の心理学的取り組みでは、ある恐怖症に対して、その恐れに正面から立ち向かうことがしばしば求められます。エレベーターが怖い人は歯を食いしばり、拳を握ってでもエレベーターに乗るように、と。

それらの理論は、恐れを持っている人がその恐れを「感じなくなる」ことや、「慣れる」ことを目指しているのです。私にとってそれは、悪気はないものの不要なチャレンジだと言えます。ＥＦＴと比べて、そのやり方は不必要な痛みを作り出すからです。そのやり方は、しばしば人々を恐れで打ちのめし、結果として対処すべき恐ろしいトラウマをさらに付け加えます。そのようなチャレンジはもはや必要ではありません。

ＥＦＴでは痛みを体験することなく恐れを解消できるため、私はエレンに対してエレベーターへの恐れが完全に楽になるまで、私たちがエレベーターに近づくことはないだろうと言いました。

そうして、セミナー会場にとどまり三～四分ほどEFTを行いました。その後で彼女は、エレベーターについていままで決して感じたことがないほどリラックスしており、部屋を出る準備ができたと言いました。

幸いなことに私たちの会場はホテルの中にあり、エレベーターまでは三〇歩ほどしかありませんでした。通常であれば、私は念のためにエレンを止め、エレベーターに行く前にもう一度タッピングの手順を行ったでしょう。しかし、今回はそのチャンスはありませんでした。彼女はあっという間に開いているエレベーターに飛び込み、喜びもあらわにボタンを押したのです。

ドアが閉まると同時に私もエレベーターに乗り込み、そこで一〇分ほどの時間を過ごしました。その間、私たちはエレベーターで階を上下に移動し、停止させ、再び動かし、ドアを開け閉めしました。考えられる限りの方法で、彼女の恐れが戻ってこないかを確認したのです。しかし、彼女は完全にリラックスしており、生涯にわたる恐れはその痕跡すら感じさせませんでした。

私は再び、感情の自由をその人に手渡すという特権にあずかりました。あなたがこのマニュアルで目にしてきた、ベトナム帰還兵や他のケース・スタディーの人々と同じようにです。

そして、あなた自身も、この力を手にする一歩を踏み出しているのです。

EFT Part-2

このマニュアルのＰａｒｔ－２は、以下の二つの事柄を前提として書かれています。

①Ｐａｒｔ－１の内容をすでに学んでいること。

②自分自身の問題について、ベーシックレシピを継続的に使用していること（十分な経験があること）。

Ｐａｒｔ－２では、ＥＦＴについてさらに進んだ内容を取り扱います。私たちはＥＦＴの仕組みをさらに解明し、この独特なテクニックに関する私たちのスキルを拡大するのです。

Ｐａｒｔ－２で取り扱うのは、以下の二つです。

①ＥＦＴの効果の妨げとなる要因について検討し、その対処法を学びます。

②ベーシックレシピをそれぞれの要素に分解し、より素早く効果を出すためのショー

トカットについて学びます。

この進んだ領域でも吸収できることは数多くあり、それらはあらゆる点で、あなたがこれまで学んだことに負けず劣らず興味深いものです。しかし、先に進む前にPart－1で手にした重要な認識について振り返っておきましょう：

発展的な内容について学ばなかったとしても、ここまでで学んだベーシックレシピ（ショートカット）は非常にパワフルな手法です。そして、問題に焦点を合わせてベーシックレシピを粘り強く行うことで、十分にその問題が消え去ることが期待できます。

進んだ考え方について知ることは重要ですが、ベーシックレシピを粘り強く行うことで効果を発揮することがたびたびあります。ベーシックレシピは何年もの経験を凝縮したギフトなのです。このセクションで進んだ内容を学び知識を拡大している時でも、常にそのことを心にとどめておいてください。

第6章

成功を妨げる要因

それほど熟練していない人が行ったとしても、ベーシックレシピはおよそ八〇パーセントの割合で有効な結果をもたらします。その人の人生で起こった、特定の具体的な出来事に取り組んだ場合は特に効果的です。この成功率は並外れたものであり、従来のテクニックでこれほどの成功率を示すものはほとんどありません。しかし、成功を妨げる要因とその対処の仕方を知っていれば、より高い確率で成功を収めることができます。

このベーシックレシピの妨げとなる要因は、次の四つです。

・アスペクト
・心理的逆転

・鎖骨呼吸問題
・エネルギートキシン

◉――要因その1：アスペクト

実際のところアスペクトは成功を妨げる要因ではありません。しかし、アスペクトの存在によって、表面的に前進が妨げられているように感じられるため、私はここで要因の一つとして取りあげました。

アスペクトとは問題に含まれる単なる新しい要素であり、その問題を完全に解消するため個別に扱うべきものです。それらのアスペクトはベーシックレシピにおいて、単に（文字通りの意味で）個別の問題として扱われます。その問題について他に妨げとなる要因がなければ、粘り強くベーシックレシピを行うことで、多くの場合にそれらのアスペクトは感情的な痛みを引き起こさなくなります。

◉――要因その2：心理的逆転

このマニュアルのＰａｒｔ－１では心理的逆転（ＰＲ）として知られている、より専門的な現象に対処するためのセットアップという手順をご紹介しました（心理的逆転という言葉はロジャー・キャラハン博士によって作られたものですが、その基になった考えはジョン・ダイアモンド博士によって一般の人々に知られるようになりました）。心理的逆転はそれ自体が興味深い発見であり、このマニュアルで大きく取りあげる価値があるものです。

＊

あなたは、アスリートたちがなぜスランプに陥るのだろうと不思議に思ったことはありませんか？　理論的に考えて、彼らのパフォーマンスが標準を大きく下回る身体的原因は何も考えられません。スランプの前も後もその最中であっても、アスリートとは常に高度に訓練された人物です。しかし、すべてのアスリートが、彼らの競技人生の中でスランプを繰り返し体験します。それはなぜでしょうか？

＊

あなたは中毒や依存症を克服するのが、なぜこれほどまでに難しいのか不思議に思ったことはないでしょうか？　その習慣を断ち切ろうと試みた人々は、最終的にはその破滅的なパターンから自由になることを望んでいます。彼らはその代償を知っています。そして、それが彼らの健康、人間関係、そして人生そのものにおいても高くつくことを往々にして認めるでしょう！　しかし、その習慣を続けるのです。それはなぜでしょうか？

＊

あなたはうつ的状態を克服するのが、なぜこれほどまでに難しいのか不思議に思ったことはないでしょうか？　それは、取り扱うことが最も難しい心理的問題の一つです。従来のセラピーによってうつ状態からの回復を目指す人々は、通常そのプロセスに多大な時間と費用を費やすことになります。そして、その進歩は（もしあったとしたらですが）、多くの場合に目に見えて遅いものです。それはなぜでしょうか？

＊

あなたは、自分で自分の邪魔をすることが、なぜこれほどまでに多いのだろうと不思議に思ったことはないでしょうか？　たとえば、ダイエットや速読などに取り組んだとき、私たちはしばしば、自らを引き止め、実際に変化がまったくない（あるいはあってもほんの少しの状態）ままの、これまでいた居心地のよい状態（コンフォート・ゾーン）へと引き下がるのです。それはなぜでしょうか？

＊

あなたは、身体的回復にこれほど長くかかることが多いのは、なぜだろうかと不思議に思ったことはないでしょうか？　なかなかすっきりしない風邪。長引くねんざや骨折。しつこく残る頭痛などの痛み。自然に治るはずが、ときにそうならないことがあります。それはなぜでしょうか？

＊

そのすべてに共通する答えは、身体のエネルギーシステムに秘められています。そして、その問題こそが、一般的に自己妨害と呼ばれる現象の真の原因です。私たちが時に、自分自身を最大の敵だと感じる理由。そして、本当に望んでいる「新しいレベル」に決して到達しない理由もここにあります。

これらに加えて、人々がお金や欲しい物を得るためのさまざまな努力を費やし、そして、それを得る十分な能力があることがわかっているにもかかわらず、しばしばその努力が実らないことの理由でもあります。また、作家のスランプのような心理的ブロックや学習障害（失読症など）をもたらすものでもあります。

この現象が発見されるまでは、人が、自分にとって明らかに重要なことがらにおいて、望むべき方向に進んでいけないのは、意志の弱さ、モチベーションの欠如、集中力のなさ、その他の（想定される）性格上の欠陥が原因だと非難されてきたのです。しかし、そうではありません。そこには別の原因があり、しかもそれは修正可能なのです。

心理的逆転（PR）がその原因です。

それは極めて重要で現実的価値のある発見であり、その存在はさまざまな専門分野で見いだされてきました。心理学、医学、中毒（依存症）からの回復、体重管理、スポーツやビジネスの能力向上など、努力が必要となるさまざまな分野において、心理的逆転に関する知識は極めて重要となります。PRが存在するところでは、あったとしてもごくわずかな前進しか成し遂げられません。それは、文字通り進歩をブロックするのです。

では、心理的逆転とはなんでしょうか？　私たちの誰もがそれを経験します。その現象は、身体のエネルギーシステムの電気的極性が変わることで発生します。そして、通常それは意識の範囲外で生じる出来事です。あなたは普段の生活の中で、その変化が生じたことを「感じません」。それは、身体のエネルギーシステムの電気的逆転であり、Ｐａｒｔ－１で説明したように「電池が逆向きに入っている」ようなものです。

興味深いことに、心理的逆転は心理学者が「第二次疾病利得（セカンダリー・ゲイン）」と呼ぶ現象として多く現れます。たとえば、意識のレベルでは体重を減らすことを望んでいたとしても、無意識のレベルで「ブレーキ」をかけていることがよくあります。そのブレーキは、「体重を減らしても、また元の体型に戻ったら、洋服を揃えるのにまたお金がかかるだろう」というものかもしれません。もしそうであれば、その人は体重を減らすことに関して心理的に逆転しています。


どのようにして心理的逆転は発見されたのでしょうか？　アプライド・キネシオロジーとして知られている分野に心理的逆転のルーツを見いだすことができます。

アプライド・キネシオロジーには、そのテクニックの一つとして筋反射テストというツールがあります。このテストでは、まずクライアントが体の横に腕を水平に伸ばし、その状態をできるだけ保ちます。医師や施術者はその腕をゆっくりとしっかり押し下げ、クライアントの腕の筋肉の強さを計ります。それから、医師は対話をしながら、クライアントが言葉を発するときにその腕を押し下げます。その話された言葉と無意識の間に食い違いがあれば、筋力が弱まり腕は簡単に押し下げられます。

これによって、医師はクライアントの「体と対話する」ことが可能となり、存在する可能性がある問題を診断する助けとなります。体と対話することによって、無意識のブレーキを明らかにすることができるようになったのです。

では、なにが心理的逆転を引き起こすのでしょうか？ **根本的な原因はネガティブ（否定的）な思考です。**私たちの中で最もポジティブな考え方の持ち主であっても、無意識の内にネガティブで自虐的な思考を持ち続けています。多くの場合、心理的逆転はその結果として現れます。そして、当然のことながら、ネガティブな考え方が多くなればなるほど、私たちは心理的逆転を引き起こしやすくなります。

その現象が日常の中で支配的になっている人々もいます。彼らの行動はことごとく心理的逆転によってブロックされます。あなたもきっと、そのような人々を思い浮かべることができるでしょう。その人々は、どんなときも常にうまくいっていないように見えるのです。彼らは常に不満を述べ、自分自身がこの世界の犠牲者だと考えます。このように日常のあらゆる場面で逆転が起こっている人々は、「広範逆転《こうはんぎゃくてん》」の状態にあると呼ばれています。また、心理的逆転はうつ状態で苦しむ人々の長年の友人でもあります。うつ状態、ネガティブな思考、心理的逆転……これらは共に一つ屋根の下で暮らしているのです。

心理的逆転が性格上の欠陥ではないことを、ぜひ理解してください。心理的逆転を抱えた人々は、長年にわたる身体の電気的極性の逆転という、気づかない（見えない）原因によって苦しみます。彼らのエネルギーシステムは、文字通りの意味で彼らに逆らって機能し、結果としてその人々は常に行き詰まって逼迫《ひっぱく》した状況にあります。彼らに逆らっているのはこの世界ではなく、自分自身のエネルギーシステムであり、それは彼らの電池が逆向きに入っているからなのです。

たいていの人が、少なくとも直感的には、ネガティブな思考が進歩を妨げるということを知っています。ポジティブシンキングに関する本やセミナーが、これほどまでに多いのもそのためです。しかし、ネガティブな思考がどのようにブロックを作り出すのか？　これまで誰もその理由を説明できませんでした。ましてや、そのブロックを修正する方法が提供されることもほとんどありません。心理的逆転はそのブロックの理由を説明し、ＥＦＴがその解決策を提供します。

多くの場合、心理的逆転はその人の特定の領域で現れます。多くの人々は生活のほとんどの場面で、とても上手くやっていくでしょう。しかし、たとえばタバコを止めるということは非常に難しいかもしれません。その人は意識してタバコを止めることを強く願います。そして、しばらくの間はその習慣を断ち切ることもできるでしょう。しかし、もし心理的逆転があったとしたら、彼ら自身がその努力を無駄にして、再びタバコを吸い始めます。それは彼らの弱さではありません。彼らは心理的に逆転しているのです。

私たちが自分の可能性を十分に発揮するためには、身体のエネルギーが適切に流れていなくてはなりません。心理的逆転はその流れを妨げる主な要因の一つです。

そして、心理的逆転（ＰＲ）は修正可能であり、そのために行うＥＦＴのセットアップはほんの数秒で完了します。このセットアップの手順については、Ｐａｒｔ－１のベーシックレシピの中で詳細に説明されています。

人が努力しようとする場面ではどこにでもＰＲが現れる可能性があります。幾千もの起こりうる場面が考えられるでしょう。ここでは、心理的逆転の実例としてそのごく一部をご覧いただきます。

◉──学習障害

作家のスランプやほとんどの学習障害は、その多くが心理的逆転の直接の結果として生じます。もし、ある一つの科目をのぞいて優秀な成績を収めている学生がいたとしたら、その苦手な科目の背後に心理的逆転が存在している可能性が高いでしょう。しかし、その学生は自分が心理的に逆転していることを知りません。なぜなら、これまでそのような現象があることすら知らなかったからです。

そのかわり、彼らは自分の「能力不足」を理由にする傾向があります。「自分は化学に向いていない」、「その科目に集中できない気がする」、「それが嫌い」などです。

多くの場合、それは正確な理由ではありません。本当の理由は、典型的な心理的逆転なのです。学生たちが苦手な科目について考えたとき、彼らの極性が逆転し、それに伴って学習のパフォーマンスは悪化していきます。しかし、心理的逆転を修正することで、多くの場合に彼らの成績は改善します。

ある学生たちは、「学校」という存在全体に対して心理的に逆転しています。これは学生たちの成績が低下する主な要因ですが、多くの場合、このことに目が向けられることはありません。彼らは「遅れていて」、「学習障害」だと見なされるのです。生涯を通じて、このような不要なラベルを背負う必要はありません！

考えてみれば、失読症は逆転の典型的事例です。実際のところ、失読症の主な症状は文字が反転するということです。その中でも、数字と文字が置き換えられるという症状は、人々の学習の妨げとなります。

あるセミナーの終了後、私に近づいてきたアニーは、子どもの頃から抱えている失読症について手助けができるかと私に尋ねました。その時、彼女は四九歳でした。彼女は私に、自分は電話番号を正しく書き留めることができないと言いました。

「最初の三つは書くことができても、残りの四つがまったくダメになるのです」

そこで私は、彼女に書き取ってくれるように頼んでから、一〇ヶ所の電話番号を暗唱しました。彼女が言うように、その結果はすべて間違っていました。

私は彼女の心理的逆転を修正する手助けをして、もう一度、一〇ヶ所の電話番号を暗唱しました。今回、彼女は九つの番号を正しく書き取り、しかもそれをなんの苦もなくやってのけました。

私は誤った印象を与えるつもりはありません。私たちが、彼女の失読症を完全に取り除いたというわけではないでしょう。ここで起きたことは、私たちの取り組みによって心理的逆転が一時的に消え失せ、それがなくなったことによって彼女の正常な能力が発揮されたということです。

これが、心理的逆転によって生じるブロックの衝撃的実例です。この失読症のケースでは、おそらくじきに心理的逆転が再び現れ、それによって機能的障害も戻ってくるでしょう。アニーには取り組むべきことがまだまだあります。しかし、心理的逆転に関する知識がなかったとしたら、彼女の進歩は（進歩があったらの話ですが……）非常に時間のかかるものだったでしょう。

◉――健康上の問題

心理的逆転はガン、エイズ、多発性硬化症、線維筋痛症、エリテマトーデス、関節炎、糖尿病といった退行性（進行性）疾患のほとんどに関係しています。EFTの見地からして、その人の心理的逆転は治療の主な妨げの一つです。私はいずれ、西洋医学の領域でもこの事実が認識され、心理的逆転の修正が医学の治療技術の中に統合されていくだろうと考えています。

特定の病気に対してセットアップを行うことで、自分自身の心理的逆転を修正することは、身体の自然な治癒力をより高めることにつながると考えられます。このことは、体の中で自らのエネルギーが適切に流れることの重要性を考えたとき、より自然に理解できるでしょう。あなたの体に「電池が正しい向きで入って」いて、さまざまな身体的問題が大きく改善されているとしたら、たとえそれが骨折であったとしてもより早く治ることでしょう。

治療が思うように進まないクライアントに対して、医師、鍼灸師、カイロプラクター、その他のあらゆる治療家の方は、逆転を修正することをクライアントに教えたいと思われるかもしれません。それは、クライアントの治癒力をより引き出し、彼らの回復を早めるでしょう。

◉――運動能力の低下

人生のある領域で行き詰まっている人がいるとしたら、そこには常に心理的逆転が関係していると考えて間違いないでしょう。アスリートはその代表例です。

素晴らしいプレーをしながらも、フリースローをまったく決められない選手は、ほぼ間違いなくフリースローに対する心理的逆転を持っています。そして、逆転を修正することで劇的な改善がもたらされることでしょう。

シュートを放つサッカー選手、ハイジャンプの選手、野球のバッターなどあらゆる種類のアスリートが、彼らのパフォーマンスに影響する何らかのブロックを持っています。プロスポーツチームのオーナーやコーチは、心理的逆転とそのシンプルな修正の知識を効果的に用いることができるでしょう。

心理的逆転が存在することでタッピングの手順が機能しなくなるため、EFTではその修正が特に重要となります。心理的逆転があらゆるテクニックにおいて、その前進をブロックするものであることを思い出してください。それはEFTでも例外ではありません。

私にはサイコセラピストの友人が多くいるのですが、彼らのすべてが、最善のテクニックにさえ反応を示さないクライアントを数多く抱えています。何がテクニックの妨げになっているのか？　心理的逆転について知るまで、彼らにとってそれは謎のままでした。

何年にもわたるＥＦＴの経験によって、心理的逆転がどれほどの割合で発生するのかがわかってきました。人々がＥＦＴで取り組む問題の、およそ四〇パーセントに心理的逆転が存在しています。しかし、特定の種類の問題では、ほとんど常に心理的逆転が前進の妨げとなっています。うつ状態、中毒（依存症）、退行（進行）性疾患などがその主な例です。しかし、ほとんどの場合、問題が同じだとしても人によって心理的逆転の有無が異なります。たとえば、喘息の解消に取り組むある人には心理的逆転が存在し、別の人には存在しないかもしれません。

それでは、どのようにして心理的逆転が起こっていることを判断すればよいのでしょうか？　実際にはそれを判断することはできません。ベーシックレシピの中に、（セットアップとして）心理的逆転を修正する手順が組み込まれているのはそのためです。セットアップは数秒しかかからないものですし、修正すべき心理的逆転が存在していなかったとしても、まったく害を及ぼすことはありません。繰り返しますが、心理的逆転が修正されない限り、ＥＦＴによるあなたの成功の度合いは大きな悪影響を被るでしょう。だからこそ、心理的逆転を修正する手順がベーシックレシピに組み込まれているのです。

◉――要因その3：鎖骨呼吸問題

ごくわずかなケース（おそらく五パーセント程度）で、ある特殊な形のエネルギーの混乱が体内で発生し、ベーシックレシピの効果を妨げる場合があります。その詳細について述べるのは、このマニュアルで取り扱う範囲を大きく超えていますので、ここではそれを修正する方法をご紹介します。

私はその現象を鎖骨呼吸《さこつこきゅう》問題と呼んでいます。とはいうものの、その現象は鎖骨に何らかの異常があるわけでも、その人の呼吸に何らかの不都合があるというわけでもありません。そうではなく、その現象の修正方法である「鎖骨呼吸運動」にちなんだ名前が付けられているのです。

キャラハン博士によって開発されたこの修正方法は、ベーシックレシピを粘り強く行っても結果が現れないときに限って「投入」されるものです。その修正は二分ほどで完了し、通常のベーシックレシピのやり方では取り除けないブロックを解消する可能性があります。

◉——鎖骨呼吸運動

この運動は左右のどちらの手から始めてもかまいませんが、ここでは右手から始めたことにしましょう。まず、あなたの腕と肘を体から離したまま保ち、指先と指の関節だけが体に触れるようにしてください。

右手の二本の指（人差し指と中指）を、右側の鎖骨ポイント（タッピングの時に用いるポイントと同じ）の上に置きます。次に左手の二本の指を使って、右手のガミュートポイント（二九四ページ、二九九ページを参照ください）をタッピングしながら、以下に示す五つの呼吸法を行ってください。

①息を大きく吸い込んだまま、ガミュートポイントを七回タッピングします。
②息を半分だけ吐き出し、ガミュートポイントを七回タッピングします。
③息をすべて吐ききって、ガミュートポイントを七回タッピングします。
④息を半分だけ吸い込んで、ガミュートポイントを七回タッピングします。
⑤普通に呼吸しながら、ガミュートポイントを七回タッピングします。

右の鎖骨の上にあった二本の指を左の鎖骨ポイントの上に移したら、先ほどと同様にガミュートポイントをタッピングしながら五つの呼吸法を行います。

次に、鎖骨の上にある右手の指先を折り曲げ、指の第二関節を突き出すようにします。次にその指先の第二関節を右の鎖骨ポイントに触れさせ、ガミュートポイントのタッピングと五つの呼吸法を行います。それが終わったら、指先の第二関節を左の鎖骨ポイントに触れさせ、ガミュートポイントのタッピングと五つの呼吸法を繰り返します。

これでちょうど半分が終わりました。次は左手の指先と第二関節を使って、これまでの手順全体を繰り返せば鎖骨呼吸運動は完了です。後半は、右手の指先でガミュートポイントをタッピングすることになります。

どのようなときに鎖骨呼吸運動を行うのでしょうか?

まず、この手順は通常は必要ないものだと考えてください。ほとんどの場合、通常のベーシックレシピで十分です。多くの人にとって、この問題はEFTを行う上での妨げとはならないため、この選択は妥当だと言えるでしょう。

しかし、ベーシックレシピを継続的に行っても結果が出ない、あるいはごくわずかであれば、ベーシックレシピのラウンドの前に鎖骨呼吸運動を行ってください。それによって「路が開き」、大きな解放へと繋がるでしょう。

◉——要因その４：エネルギートキシン（エネルギー毒素）

私たちはドブの中に住んでいます。

あなたはごく普通に売られている、石けんのラベルを読んだことがあるでしょうか？　そこには、私たちの多くがまったく聞いたこともないような化学物質の名前が並んでいます。そして、私たちがシャワーを浴びると（皮膚から蒸気を吸い込むことによって）、そのすべての物質が体内に吸収されます。一般的なシェービングクリーム、ハンドローション、歯磨き粉、制汗剤からも、私たちは多くの有害な化学物質を取り入れています。

それだけではありません。他にも洗顔クリーム、ヘアスプレー、オーデコロン、香水、シャンプー、化粧品、整髪料など数え切れないほどです。これらの製品を通じて体内に取り込まれる有害な化学物質のリストは、それだけで十分に私たちを不安にさせるものですが、これらの製品はバスルームの中にあるものを挙げたにすぎません。

蛇口から出てくる水の中にも、数多くの有害な物質が含まれています。その水に私たちは体を浸し、料理を行い、目覚めのコーヒーを作ります。

私たちが着る服には洗剤に含まれる化学物質が残っており、その物質は一日中私たちの体に触れています。そして、その物質が残ったままのシーツにくるまって眠りにつきます。化学物質を使った芳香剤や消臭剤は、家やオフィスをいい香りで満たすでしょう。しかしそれは、空気を化学物質で満たすということに他なりません。

映画館に行けば、劣化した油と塩でいっぱいのポップコーンを化学物質の混ぜものとしかいえないソフトドリンクで流し込みます。私たちは大量の精製済みの砂糖を消費しています。食べ物は着色料、防腐剤、殺虫剤で満たされています。

そして、アルコール、ニコチン、アスピリン、抗ヒスタミン剤など数え切れない薬品を摂取しています。私たちが呼吸するのは排気ガス、工場の煙、家の断熱材から発する化学物質です。実際のところ、私たちは二四時間化学的侵略者の大群と向き合っているのです。

先ほどお伝えした通りです。私たちはドブの中に住んでいます。

異なる種類の「アレルギー」

私たちの身体には毒素から身を守る仕組みが備わっており、さまざまな点を考慮しても、その仕組みは賞賛すべき働きを果たしています。しかし、それにも限界があります！　遅かれ早かれ、その大群の襲撃は私たちの健康に影響を与えます。私たちが抱えている、あらゆる有毒物質に対する最も一般的な反応はアレルギーです。肌荒れ、発疹、さまざまな鼻孔の問題は、私たちが苦しむアレルギー症状のごく一部に過ぎません。アレルギーは一般的に化学物質によって引き起こされると考えられています。すなわち、これらの毒素が体内で化学反応を引き起こし、次々に私たちを悩ませる症状が発生するというわけです。

しかし、私たちが目を向けるべき別の種類のアレルギーが存在します。それは、エネルギーシステムのアレルギーです。それは、必ずしも私たちの体内で化学的刺激をもたらすものではないため、典型的なアレルギーの定義には一致しません。しかし、それは私たちのエネルギーシステムを刺激するという点で、従来のアレルギーに近いものです。適切な用語が存在しないため、私たちはこの反応を引き起こす物質を「エネルギートキシン」と呼んでいます。

◉――エネルギートキシンを回避する方法

あなたがもし、

①その問題に継続的にEFTを行っている。

②その問題のすべてのアスペクトに徹底的に取り組んでいる。

③その問題の根底にある、特定の具体的な出来事に対してEFTを行っている。

にもかかわらず、まったく、あるいは少ししか成果が現れていないのであれば、何らかのエネルギートキシンがあなたのエネルギーシステムを刺激し、EFTの手順との競合を起こしている可能性があります。成果が出ないのはEFTが機能していないからではありません。その場合、適切な環境が与えられることで、EFTは非常に効果的に機能します。

競合を起こしているエネルギートキシンの種類が明らかでなかったとしても、その影響を回避するいくつかの方法があります。

◉──回避方法　その1

いまいる場所から離れましょう。問題の原因は、時にごく身近な環境の中に存在します。その原因はテレビやパソコンなどの電気製品かもしれませんし、身近な植物、カーペット、換気設備から出るなんらかの臭いやガスかもしれません。もしくは、あなたがいる部屋や椅子などの塗料の成分に敏感になっている可能性もあります。

しかし、場所を変えるという単純な行動によって、その問題となる物質から離れることができます。そこから立ち上がって別の部屋に入ることもできるでしょう。そこでもうまくいかなければ、さらに別の部屋に行くか、屋外で試してみましょう。EFTの効果はすぐに試すことができますから、異なる場所に移動して違いを確認することができます。

場所を変えることによってEFTが効果を発揮するようであれば、エネルギーシステムに存在したトキシンが取り除かれた可能性が高いと言えます。しかし、場所を変えても効果が出ない場合は、次の方法を試してください。

◉——回避方法 その2

着ている服を脱いで、徹底的に体を洗う。もしくは石けんを使わずにシャワーを浴びてください。私たちが身につけている衣類には、エネルギーシステムに干渉する恐れのある化学物質が含まれています。衣類の製造過程で付着するさまざまな化学物質によって、衣類の生地自体が刺激物となります。また、洗濯やドライクリーニングで使われる薬剤や洗剤の残りかすも、衣類に付着してエネルギーシステムの混乱を引き起こします。

他にもさまざまな物質を通じて、あなたの体は化学物質にさらされています。香水、シェービングクリーム、石けん、化粧品、ヘアスプレー、シャンプー、コンディショナーなど数え切れないほどです。たとえ、その有毒物質が微量であったとしても、問題を引き起こすには十分である場合が多いことを、私は経験によって認識しています。また、あなたのエネルギーシステムにとって有害な物質が、他の人にとっては問題にならない場合があることを憶えておいてください。

皮膚の残留物質や、体に触れているものによって前進が妨げられているのであれば、(石けんを使わずに)体を徹底的に洗うことによって、その問題を修正できるかもしれません。脇《わき》や下腹部など刺激に敏感な部分も忘れてはなりません。香水や化粧品を付けたところは、特に念入りに洗ってください。髪の毛も徹底的に洗い流す必要があります。このような洗浄を行うことで、通常は身体の化学物質を取り除くことができます。

その後で新たにEFTを行いますが、今回は服を着ない状態で行います。不自然に思われるかもしれませんが、これによってEFTが有効に機能する場合が多いのです。体に付着した化学物質をすべて取り除くことで、それらの物質があなたのエネルギーシステムに干渉する度合いを最小限にすることができます。問題を引き起こす可能性のある、椅子やベッドなどの物質にできるだけ触れないよう、裸足で立っている状態を保ちましょう。最も望ましいのはフローリング、木の板、プラスチック板の上に立つことです。こうすることで、カーペットなどの繊維に含まれる化学物質の影響を避けることができます。

この方法によってEFTが効果を発揮するようであれば、エネルギートキシンがあなたの妨げになっていた可能性があります。しかし、まだ効果が出ないようであれば、次の方法を試してください。

回避方法 その3

一〜二日ほど時間をおきましょう。その1〜その2の手順を行っても望む結果が得られないとしたら、エネルギートキシンはあなたの身の回りではなく、おそらくあなたの体内に存在しています。これは食事、飲み物、呼吸を通じて毒素があなたの中に取り込まれたということです。しかし、一〜二日ほど時間をおくことで、取り込まれた毒素はもはやEFTと競合するものではありません。そして、いったん排出されたなら、その毒素を排出させることができます。

しかしながら、その毒素をあなたが摂取し続けるとしたらどうでしょうか。あなたのエネルギーシステムが良い状態を保ち、EFTが効果的に機能するのは、せいぜいごくわずかな時間に過ぎません。たとえば、コーヒーがあなたにとってのエネルギートキシンだったとしたら、それを毎日飲むということは、EFTを効果的に使うチャンスを最小限に抑えているに他なりません。それによって内なる敵が絶えず作り出され、私たちはつねにその敵と戦うことを強いられるのです。

私たちはしばしば、自分が常に摂取しているものに対して中毒（依存）状態になっており、それを断つのは難しい問題となります。しかし、中毒的欲求を克服したいと願う多くの人々にとって、EFTは非常に有効なツールとなります（Part1のケース・スタディーや付録Aの内容をご覧ください）。

これは私たちに興味深い事柄を明らかにします。一般的に有害だと思われている物質のすべてが、エネルギートキシンになるわけではありません。逆に、無害だと思われている物質がエネルギートキシンとなる場合もあるのです。たとえば、この国の専門家が作る「健康的な食品リスト」にフライドポテトが含まれることはまずありません。しかし、だからといって、あなたが食べたフライドポテトがエネルギーシステムに干渉するかというと、そうとは限らないのです。私の経験ではむしろ、クライアントがフライドポテトを食べたからといって、まったくEFTの妨げにならないことがほとんどです。とはいうものの、もちろんお勧めの食品というわけではありません。その一方で、健康的とされる食品があなたのエネルギーシステムにとって、非常にやっかいなものとなる場合があります。

一般的な傾向として、大量に摂取する物質はエネルギートキシンになりやすいといえます。このことは、レタスといった健康的な食品についても真実です。捕食者を寄せ付けないため、レタスなどの植物は自分の内部にある毒素を作り出します。それは自然な形での自己防衛です。私たちが宿主植物《やどぬししょくぶつ》（他の植物に寄生される植物）を口にするときは、つねにこの毒素も一緒に摂取していますが、通常、私たちの体はこの毒素を容易に処理します。しかし、レタスを大量に食べたとしたら、その「レタス毒」は私たちのシステムにとって負担となるでしょう。そして、この過剰な毒素は身体にとってやっかいなものとなります。特にそれは、私たちのエネルギーシステムにとっての刺激物となるのです。

このことはジャガイモ、豆類、レーズンなどといった他の食物でも同様です。実際のところ、私たちが何かを食べ過ぎるとしたら、それがエネルギートキシンの予備軍となるのです。ですから、その量を減らすのは賢明なことだといえるでしょう。私たちの日常にある、あらゆる食べ物、飲み物、吸引するものは、ほぼすべてがあなたのエネルギーシステムへのトキシンとなり得るのです。以下に示すものは、エネルギートキシンとして一般的に挙げられるものです（ただしあなた自身にとっては無害であるかもしれません）。

香水／精製済みの砂糖／アルコール／コーヒー／ニコチン／小麦
紅茶／乳製品／トウモロコシ／カフェイン／こしょう

ベーシックレシピが機能する妨げとなるほど、あなたのエネルギーシステムを刺激しているのはなにか？　どうやってそれを特定すればよいのでしょうか？　それを特定することはできません。それでも、このリストにあげたすべての物質の摂取や接触を一週間控えたならば、それだけで、ベーシックレシピがその驚くべき効果を発揮しはじめるという素晴らしいチャンスがもたらされます。もし、それでも効果が出ないのであれば、あなた自身の直感にどれがエネルギートキシンであるかを尋ねてください。多くの場合、その直感は正確です。私たちは皆トキシンの影響を受けます。しかし、だからといって必ずしもＥＦＴの効果が妨げられるわけではありません。それどころか、ほとんどの人はＥＦＴの素晴らしい手順が台無しになるほど、エネルギートキシンの影響を強く受けることはありません。

しかし、そうではあっても私たちはアレルギーや汚染物質が引き起こす病に注意を払わなくてなりません。これは常識的なことです。そして、多くの場合、ＥＦＴによってその症状を緩和することができます。加えて、以下のようなセットアップフレーズを用いることで、そのアレルギー反応自体を解消できる場合も多いのです。

・私は小麦に敏感になっているけれど、それでも私自身を深く完全に受け入れます。
・私は猫アレルギーだけれど、それでも私自身を深く完全に受け入れます。
・私は石けんで皮膚炎を起こすけれど、それでも私自身を深く完全に受け入れます。

私はこれまで、ＥＦＴによってアレルギー反応が完全に解消したケースを数多く見てきました。どんなケースでもそうなるわけではありませんが、試す価値は十分にあります。

また、もう一つお伝えしたいのは、単純にトキシンとなる物質を食事や環境から取り除くだけで、劇的なヒーリングの結果がもたらされる場合もあるということです。
一例として、私のある友人は長年にわたるうつ状態に苦しんでいました。彼女はプロザックや他の抗うつ剤を服用していましたが、それは一時的に問題を紛らせるだけで、実際の回復をもたらすものではありませんでした。そうするうちに、彼女は自分が小麦に過敏になっていることを知りました。そして、彼女が食事から小麦を取り除いたところ、その直後にうつ状態が完全に解消されました。薬もＥＦＴも使いませんでした。彼女はただ、食事から小麦を取り除いただけだったのです。

◉粘り強さの価値

私はこのマニュアルのＰａｒｔ－２の冒頭で、重要なポイントとして以下の点を記しました‥

「問題に焦点を合わせてベーシックレシピを粘り強く行うとき、十分にその問題が消え去ることが期待できます」

粘り強さはそれだけで、ＥＦＴの成功を妨げるさまざまな影響力を退ける結果に繋がります。粘り強さがあれば、あなたは一日のさまざまな時間帯にベーシックレシピを行うことができるでしょう。場所も野外や屋内、仕事場や自宅とさまざまでしょう。そして、服を着替えて、多様な食事を楽しみながらEFTを行うことでしょう。

これは、あなたの環境がつねに変化するということを意味します。その結果として、あなたはエネルギートキシン（それがあなたにとって問題だと仮定して）が妨げとならないタイミングに出会う可能性が高まります。

さらに、あなたの進歩の妨げになっているのが鎖骨呼吸問題だとしたら、幸いなことにその問題は常に生じているものではありません。その問題は現れたり消えたりする性質のものであるため、粘り強く行うことで、おそらく鎖骨呼吸運動が不要となるタイミングを見つけ出すことができるでしょう。

そして、粘り強く繰り返しセットアップを行い、問題に含まれるいくつものアスペクトに目を向けるなら、（進歩の妨げとなる）これらの現象が引き起こす問題のほとんどを日常的に処理することができます。私がここで強調したいのは、粘り強さにはそれに見合った価値があるということです。

あなたの問題がどのようなものであったとしても、ひたむきに粘り強くベーシックレシピを行ってください。そうすることで、EFTの効果を妨げる要因についてあれこれ思い悩まなくても、あなたの成功率は向上するでしょう。そして、取り組んでいる問題が何であったとしても、その要因だと思われる、人生における具体的な出来事のすべてにＥＦＴを行う時、あなたはより確実な成功を達成するのです。

第7章

ショートカット——完全なベーシックレシピの手順を短縮する

完全なベーシックレシピ（ナイン・ガミュートを含む：付録A参照）の手順は、全体を通して行っても一分ほどしかかかりません。ですから、なぜその手順を短くする必要があるのだろうと不思議に思われるかもしれません。実際のところ、その一分を短縮することが本当に必要なのでしょうか？

ショートカットについて書かれたこの章全体を読み飛ばすこともできます。そうしたとしても、EFTの素晴らしい効果が失われることとはまったくありません。とはいえ、ショートカットの可能性を探究することには、次の二つのメリットがあります：

・ベーシックレシピへの理解が深まります。ショートカットを行うためには、ベーシックレシピの各プロセスを分解し、詳細に検討しなくてはなりません。各プロセスに対する深い理解があってこそ、そのプロセスのショートカットが可能となるのです。

・セラピストや医師、その他の支援的役割を担う人々は、時間的効率の価値を高く評価するでしょう。とっさの事態が起こったとき、あなたはその多くを、一五～二〇秒に短縮したベーシックレシピで切り抜けることができるでしょう。

あなたが多くのクライアントに接するほど、時間を節約することが重要な意味を持ってくるのです。あなたのクライアントが数多くの問題を抱えていたり、あるいは解決のためのラウンドを何回も繰り返さなければならないこともあるでしょう。そのような場合でも、ベーシックレシピを素早く行うことで、より広い領域をカバーすることができます。

ショートカットについて議論するにあたって、もう一度ベーシックレシピをおさらいしておきましょう。

ベーシックレシピは次のステップから成り立っています。

・セットアップ
・タッピング・シーケンス
・ナインガミュート

・タッピング・シーケンス

もしこのステップのどれかを省略できれば、ベーシックレシピはより短くなり、時間的効率は明らかに向上します。

すでに推奨してご紹介しているベーシックレシピのショートカットバージョンでは、

・セットアップ
・タッピング・シーケンス（短縮版）

という流れになっているのにもご注目ください。

◉――タッピング・シーケンスを短縮する

ベーシックレシピの中心的役割を担っているのがタッピング・シーケンスです。セットアップによって整えられた、感情というボウリングのピンを打ち倒せるのはこのステップがあればこそです。ですから、タッピング・シーケンス自体を取り除くことはできないのですが、それを短縮することは可能です。

体内にくまなく拡がるエネルギーの経絡は、そのすべてが互いに結びついています。ですから、私たちは経験によって、ある一つの経絡をタッピングすることで他の経絡にも影響を与えられるということを学びました。そして、実験的試みを繰り返した結果、タッピングを行うポイント（経絡）を少なくしても効果が十分あることがわかりました。

私はタッピングをＥＢ（眉頭）から初めて、ＵＡ（脇の下）で終わらせています。多くの場合、その後に続く手と指のポイントをタッピングすることは不要です。私自身、そのポイントをタッピングすることは滅多にありません。たった一〇秒で完了するショートカットバージョンのタッピングポイントは以下の通りです。

①EB＝眉頭
②SE＝目の横
③UE＝目の下
④UN＝鼻の下
⑤Ch＝アゴ
⑥CB＝鎖骨の下
⑦UA＝脇の下

◉——セットアップを省く

ぜひともここで、うつ状態や依存症（中毒）、退行（進行）性疾患の背後には、確実と言ってもいいほど常に心理的逆転が存在していることを思い出してください。このような問題の場合、EFTを効果的に行うためにほぼ確実にセットアップが必要になります。

しかし、その他の場合、心理的逆転が現れるのは約四〇パーセントに過ぎません。明らかに、残りの六〇パーセントではセットアップは必要ではありません。では、心理的逆転が存在する四〇パーセントのケースでうまくいかないというリスクを抱えてまで、セットアップを省略すべきでしょうか？

もちろんそれも選択肢の一つです。しかしながら、私はたいていの場合にセットアップを行っています。なぜなら、それにかかる時間はせいぜい数十秒に過ぎないからです。とはいえ、セットアップを省略することを選んだのであれば、必要なときにすぐにセットアップの手順に戻れるような方法をとらなければなりません。そこで私は次のような方法で進めています。

まず私は（ショートカットバージョンの）タッピング・シーケンスを行い、それが終わったらすぐに、何らかの進歩があったかを確認します。たとえば、タッピングを行う前の段階で、その問題に関する感情的苦痛の度合いが8であれば、その度合いが下がったかどうかをその人に尋ねます。その答えが「ハイ」であれば、セットアップが必要ではないということを知ったわけですから、そのままベーシックレシピを続けます。

なぜ、セットアップが必要ではないと言えるのでしょうか？　答えはシンプルです。私は、心理的逆転がその時点での問題の進歩を完全に妨げることを知っています。ですから、何らかの進歩が成し遂げられたとしたら、そこに心理的逆転が存在し得ないということもわかるのです。しかし、進歩がまったくなかったとしたら、私は心理的逆転が存在すると見なして、セットアップの手順からベーシックレシピをもう一度繰り返さなければなりません。

経験を重ねるうちに、あなたは取り組むべき心理的逆転がまったくない、あるいはごくわずかしか持たない人々がいることに気づくでしょう。そのような人々との出会いはあなたにとって喜びとなるでしょう。なぜなら、彼らの問題のほとんどは、信じられないほどのスピードであっという間に解消されるからです。

◉——ナイン・ガミュートを省く

ナイン・ガミュートの手順も常に必要なものではありません。実際のところ、その手順が必要となるのは約三〇パーセントに過ぎません。約七〇パーセントのケースではナイン・ガミュートを必要としないため、私はしばしばその手順を省略します。しかし、思うような進歩が得られないとき、私は常にその手順を復活させます。ナイン・ガミュートの手順を必要とするのであれば、当然のことながら、その手順を行った後には何らかの前進があるはずです。

◉——床から天井へ視線を動かす

取り組んでいる問題に対する苦痛の度合いが、10点満点で計って1~2まで下がっているとき、この方法は便利な近道となります。この方法はわずか6秒ほどで完了し、うまくいけばベーシックレシピを再度繰り返すことなく、苦痛のスコアを0にすることができます。

その方法は次の通りです。

①ガミュートポイントのタッピング。この手順を行っている間、タッピングを続けてください（これによって、あなたの脳を安定した状態に保ちます）。

②リマインダーフレーズを繰り返しながら、ゆっくりと六秒ほどの時間をかけ、視線を床から天井へとしっかり確実に動かしてください。

◉——ショートカットに求められる技術

これらのショートカットを、現実の場面でどのように使っていくのか？　その技術には「アート」としか言えない部分があり、それを一言で表現するのは大変困難です。私がこのマニュアルのガイドとして、いくつものデモンストレーションビデオを作成したのもそのためです。いくつもの場面で、私がどのようにショートカットを使っているのかを観ることで、あなたも自分自身の進め方によりよい感触を掴むことができるでしょう。

このセクションで述べたことは、ほんの基本に過ぎません。そして、ショートカットせずにベーシックレシピを行ったとしても、その時間は一分ほどだということを思いだしてください。実際のところ、ショートカットを無理に行う必要はありません。ただ単純に「これらは素早くできて、少し簡単だ」というだけなのです。

付録A

ベーシックレシピの完全な手順

この本の全編を通じてご紹介しているEFTのショートカットバージョンは、ほとんどの場合にうまく機能します。しかしながら、EFTのオリジナルなベーシックレシピは、ショートカットにはない（そして、時に必要となる）いくつかの特徴を備えています。ですから私は、EFTを学ぶみなさんに完全なベーシックレシピに精通されることをお勧めします。ここで学ぶ新しい要素は次の二つです。

①手の指のタッピングポイント。

②「ナイン・ガミュート」と呼ばれる手順（この手順はオプションです）。

いったん、完全なベーシックレシピをマスターしたら、手の指のタッピングポイントと「ナイン・ガミュート」については、知識の片隅にしまい込んで実際の手順として行わなくてもかまいません。ショートカットバージョンがあなたの必要を十分に満たしているのであれば、それを活用して時間を節約できます。

しかし、もし行き詰まってしまうようであれば、オリジナルバージョンの手順を何度か試してみてください。

◉──手順＃1：セットアップ

完全なベーシックレシピは、次のようなセットアップフレーズから始まります。

・私は［　　　　］だけれど、それでも自分自身を深く完全に受け入れます。

そして、セットアップフレーズを口にしながら、空手チョップポイントをタッピングするか、あるいは、圧痛点をマッサージします。

圧痛点は、これまでにお伝えしてきたＥＦＴのショートカットバージョンには含まれていません。しかし、どのセッションでも、空手チョップポイントの代わりに、圧痛点を使って

ＥＦＴを行うことができます。それでは、圧痛点の場所をご説明しましょう。

◉――圧痛点

圧痛点は体の左右に一つずつあり、どちらを使っても構いません。圧痛点は左右の胸の上部に位置しています（一〇五ページのイラストを参照）。

まずノドの付け根がスタート地点です。ここは、ネクタイの結び目が来る部分です。この部分を指で探ると、胸骨の一番上の部分にＵ字型のくぼみが見つかるでしょう。そのＵ字型のクボミから六～七センチほど下に行き、次に左（あるいは右）に六～七センチ移動します。

いま、あなたの指は、左（もしくは右）胸の上部にあるはずです。その指の周辺（半径五センチほどの範囲）を指先でしっかりと押しながら探ると、やがて痛みを感じる、もしくは敏感な部分が見つかります。

圧痛点にリンパ腺の詰まりがある場合は、そこを揉んだときに痛みを感じる場合があります。しかし、圧痛点を揉むことで詰まりはほぐれていき、幸いなことにそれを数回行えば、詰まりは解消され痛みも消え去ります。そして、その後は圧痛点を揉んだとしても不快感が生じることはないでしょう。

ここでは痛みを感じることを強調しているわけではありません。圧痛点を揉むことで、異常なほどの激しい痛みを感じる必要はないのです。痛みは耐えられる程度のものであり、過度の不快感を感じる必要はありません。強い痛みを感じるのであれば、圧痛点を揉む強さを弱めてください。

また、胸部に何らかの手術を受けていたり、あるいは、この部分を指で揉むべきではない医学的な理由があるのであれば、反対側の圧痛点を使ってください。圧痛点は左右のどちらでも効果的です。いずれにしても、何らかの不安があれば、この手順を行う前に専門家に相談するか空手チョップポイントを使用してください。

◉──手順 #2：タッピング・シーケンス

タッピング・シーケンスでは、眉頭、目の横、目の下、鼻の下、アゴ、鎖骨、脇の下、乳首の下という一連のポイントをタッピングしていきます。

乳首の下は、完全なベーシックレシピに新たに加わったポイントです。特に女性にとって、このポイントは（レストランなどの）人の多い場所やワークショップなどではタッピングしづらいため、これまでの手順では省略されてきました。このポイントを省略したとしても、EFTは素晴らしい効果を発揮しますが、今回このポイントを含めることで、私は完全を期したいと思います。

男性の場合、このポイントは乳首の二、三センチ下に位置しています。あばら骨のあたりです。女性であれば、乳房の下側の皮膚と胸壁が接する部分です。人によっては、このポイントをブラジャーの下側という意味で、「アンダーワイヤー」ポイントと呼んでいます。この乳首の下（Below Nipple）のポイントの省略形はＢＮです。

完全なベーシックレシピでは、これらのポイントに加えて、以下の手の指のポイントが含まれます。


Ｔｈ、ＩＦ、ＭＦ、ＢＦ、ＫＣ——手の指のポイント

①**親指**：このポイントは親指の外側の側面、爪の付け根に位置しています。親指（Thumb）のポイントの省略形はＴｈです。
②**人差し指**：このポイントは人差し指の（親指に面した）側面、爪の付け根に位置しています。人差し指（Index Finger）のポイントの省略形はＩＦです。
③**中指**：このポイントは中指の（親指側の）側面、爪の付け根に位置しています。中指（Middle Finger）のポイントの省略形はＭＦです。
④**小指**：このポイントは小指の内側の（親指側の）側面、爪の付け根に位置しています。小指

（Baby Finger）のポイントの省略形はBFです。

あなたはこれらの手の指のポイントに、薬指が含まれていないことにお気づきかもしれません。ある人々は、利便性のために薬指のポイントも含めていますが、いずれにしてもEFTの効果を損なうものではありません。

⑤**空手チョップポイント**：最後のポイントは空手チョップポイントです。このポイントは、セットアップで用いているポイントと同じ箇所です（一〇五ページのイラストを参照）。

完全なベーシックレシピで用いるタッピングポイントは以下の通りです。リマインダーフレーズを口にしながら、これらのポイントをタッピングします。リマインダーフレーズとは、問題の内容を手短に説明したもので、たとえば「頭が痛い」、「高いところが怖い」といったフレーズとなります（詳細は一一二ページをご覧ください）。

EB＝眉頭
SE＝目の横
UE＝目の下

UN＝鼻の下
Ch＝あご
CB＝鎖骨の下
UA＝脇の下
BN＝乳首の下
Th＝親指
IF＝人差し指
MF＝中指
BF＝小指
KC＝空手チョップポイント

◉——手順 #3：ナイン・ガミュート

おそらく、ナイン・ガミュートはEFTの中で最も風変わりに見えるプロセスでしょう。このプロセスの目的は眼球運動、ハミング、数値を数えることなどを通じて、脳を「微調整」することです。眼球と脳は神経によってつながっているため、目を動かすことで脳の特定の部分を刺激することができます。同じく、メロディーをハミングすることで右脳（創造性）を活性化し、数を数えることで左脳（理論性）を活性化することができます。

ナイン・ガミュートは一〇秒程度のプロセスで、ツボの一つであるガミュートポイントをタッピングしながら、脳を刺激する九つの動作を行います。数年間の経験によって、この定型的な動作がＥＦＴの効率を上げるということが分かってきました。特に、二回のタッピングシーケンスの間に行うことで、感情的自由への前進をより加速することができます。

ベーシックレシピの手順を記憶する助けとして、その手順をハムサンドイッチにたとえることができます。セットアップは文字通りハムサンドイッチを作るための準備段階です。そして、ハムサンドイッチは二切れのパン（タッピング・シーケンス）と、パンに挟んだハムなどの具材（ナイン・ガミュート）で構成されています。

ガミュートポイント

ナイン・ガミュートを行うために、まずはガミュートポイントを見つけましょう。そのポイントは両手の甲にあり、薬指の付け根の関節と小指の付け根の関節の間から、手首の方向に一センチほど下った箇所です。

薬指の付け根の関節と、小指の付け根の関節を結ぶ線があると想像してください。そして、その線を底辺とした下向きの正三角形（頂点は手首の方向）を思い描きます。ガミュートポイントはその手首側の頂点に当たる部分です。タッピングする手の人差し指を使って、反対側の手の甲にある、薬指と小指の付け根のくぼみを探してください。ちょうどその位置に、人差し指と中指の先がちょうど収まる大きさのくぼみがあります。

そして、ガミュートポイントをタッピングしながら、次の九つの動作を行います。

①両目を閉じる。
②両目を開く。
③顔を前に真っ直ぐに向け、頭や首は動かさずに右下を見る。
④同じく、頭は動かさずに左下を見る。
⑤頭や首は動かさずに、視線をぐるりと時計回りに動かす。時計の数字を順番に見ていくような動きです。
⑥⑤と同じ動作を反時計回りに行う。時計の数字を逆に見ていくような動きです。
⑦メロディーを二秒ほどハミングする（「ハッピー・バースデー」をお勧めします）。
⑧1から5まで、数を素早く数える。
⑨メロディーを二秒ほどハミングする。

この九つの動作が一定の順序で提示されていることに注意してください。これらの手順は、ここで記したとおりの順番に覚えることをお勧めします。とはいえ、最後の三つ（⑦〜⑨）を除いて、他の六つの順番を入れ替えても構いません。最後の三つは一つのグループとして行ってください。つまり、二秒間ハミング↓数字のカウント↓二秒間のハミングという順番は変えないでください。

数年にわたる経験から、全体をこの九つの順番で行うことの重要性が明らかになっています。

また、ある人々にとって「ハッピー・バースデー」は、ハッピーではない誕生日の記憶を呼び起こすかもしれません。その場合、「ハッピー・バースデー」をハミングすることに抵抗が生じることを理解しておいてください。そうであれば、その不幸な記憶に対してＥＦＴを行うことで、その記憶もあわせて解決することができます。もしくは、別の曲をハミングすることで、一時的にその抵抗を避けるのもよいでしょう。

◉——手順 #4：タッピング・シーケンス（もう一度）

四つ目はベーシックレシピの締めくくりとして、指のポイントも含めてタッピング・シーケンスをもう一度繰り返します。その後ショートカット版のベーシックレシピと同様に、残っている不快さの度合いを確認します。

そして、必要であればセットアップフレーズを修正して、完全なベーシックレシピの手順を再び繰り返します。

・私には、まだ「　　　　」が残っているけれど、それでも自分自身を深く完全に受け入れます。

この場合、タッピングしながら口にするリマインダーフレーズにも、「残っている」という言葉を付け加えるとよいでしょう。

ベーシックレシピ
Basic Recipe

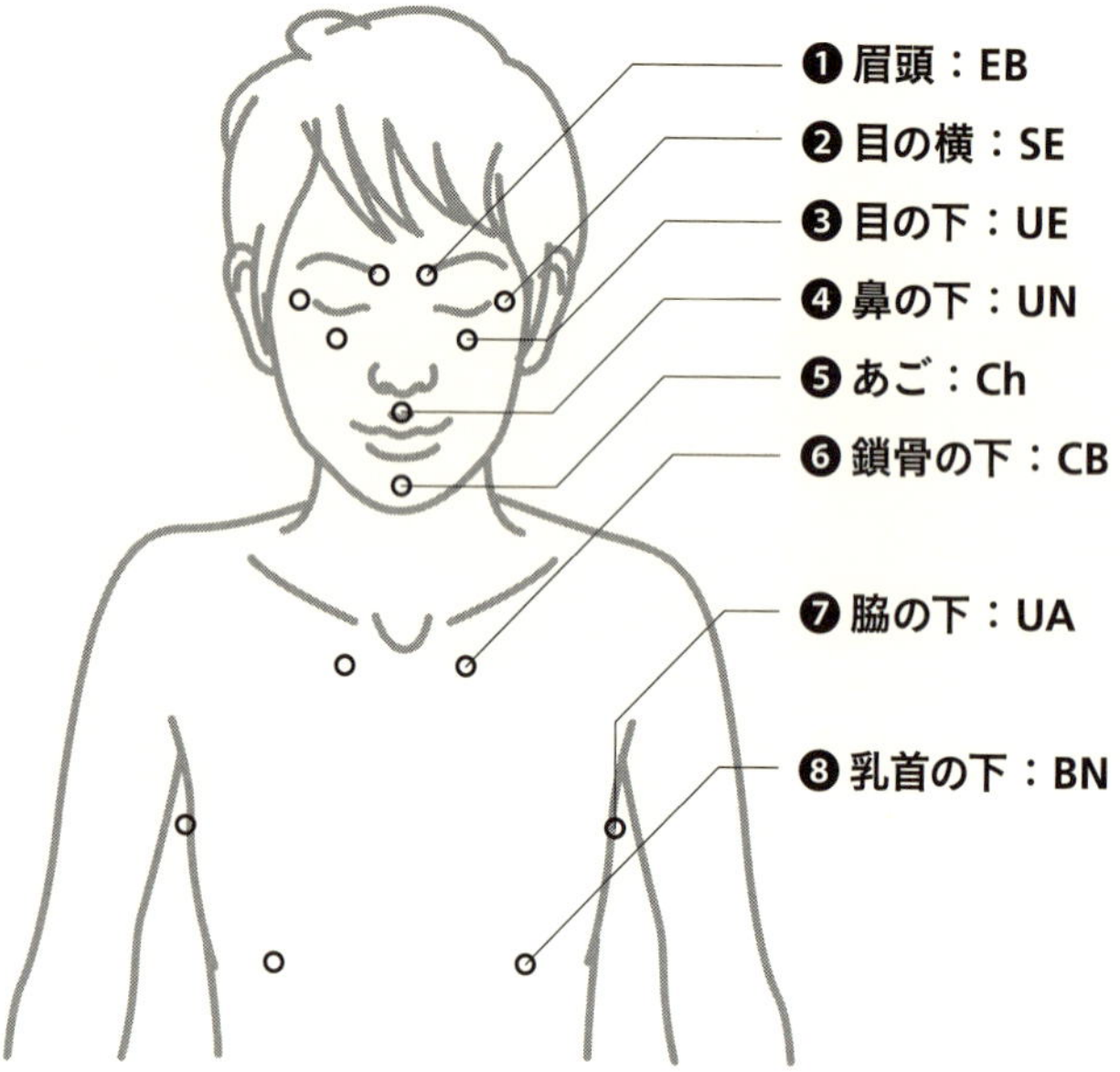

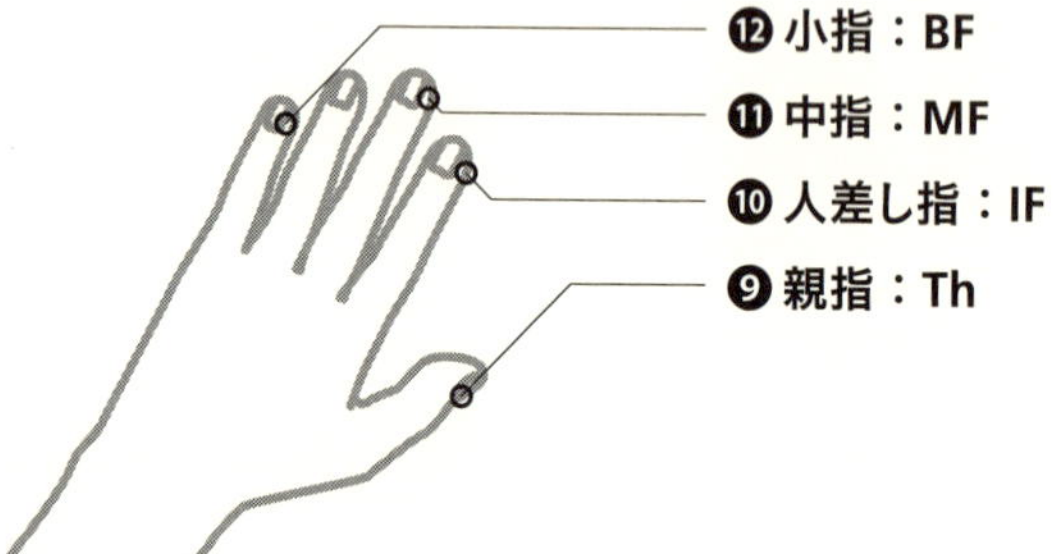

ナイン・ガミュート
Nine Gamut

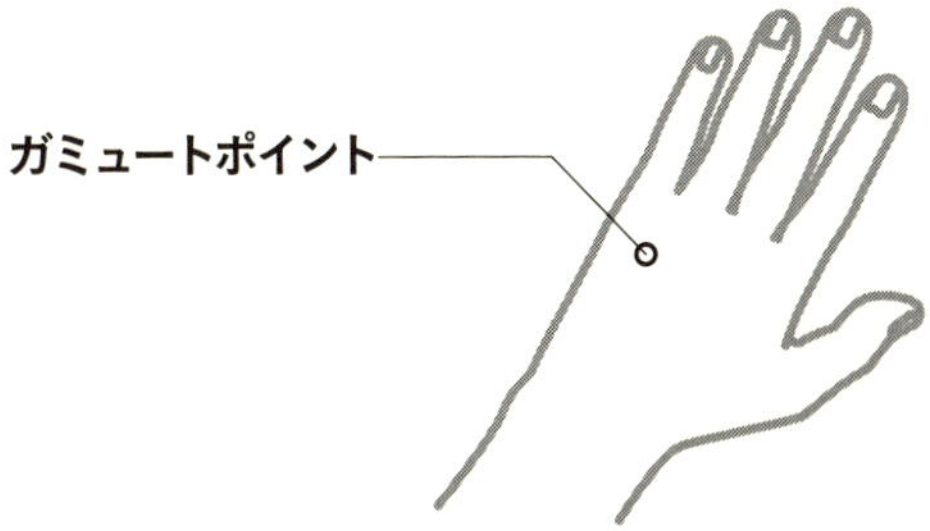

❶ 目を閉じる

❷ 目を開ける

❸ 斜め下を見る

❹ 反対の斜め下を見る

❺ 眼を一回転

❻ 逆回りに一回転

❼ 短いハミングをする

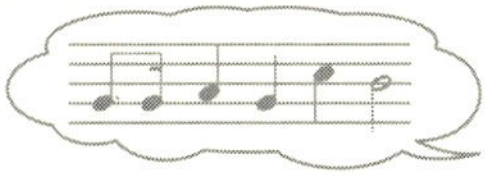

❽ 声に出して1〜5まで数える

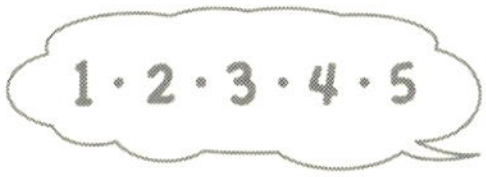

❾ 短いハミングをする

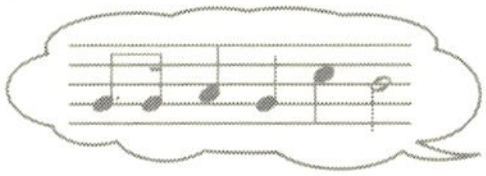

付録B

EFTをより手軽に行う方法

私はここで、みなさんにEFTをより早く、効果的に、しかもより気軽に学ぶ方法をご紹介したいと思います。その方法とは、EFTに関する映像を見ながら、その映像と一緒にタッピングを行うというものなのですが、それはご自宅で映画を観るのと同じくらい簡単なものです。この方法を行うにあたって、www.EFTUniverse.com にあるたくさんの映像を活用することができます。

この「シンプル・テクニック」は、EFTが登場して以来のヒーリングの領域における、最も重要な進歩と呼べるかもしれません。私は、このパワフルなテクニックのエッセンスを、みなさんにわかりやすい形でご紹介していきます。

このテクニックは、以下の簡単な三つのステップで構成されています。

◉——1 問題を特定する

あなたの問題や改善したいことをリストアップし、それぞれの不快さの度合いを記録しておきましょう。次はその一例です。

・首の痛み：7／不安：5／ストレスによる過食：9

また、あなたにとって不快に感じられる具体的な出来事を取り上げることもできます。同じく、その一例を示します。

・昨日、出会った失礼な店員への怒り：8
・先週起こった、息子の事故に対する動揺：7
・今月、体重が二キロ以上増えた自分への失望感：9
・友人からの批判に対する深い心の痛み：10

2　映像を見ながらのタッピング

映像を再生して、タッピングセッションの場面になるまで早送りします。そして、映像の中のクライアントになったつもりで、画面上の人物と一緒にタッピングを行います。映像の中で行われているセッションのテーマは、それほど重要なものではありません。あなたの問題と直接関連するものでなくても結構です。それでも、あなたの潜在意識は画面上で展開するストーリーに同調し、無意識のうちにあなた自身の問題に的《まと》を絞ってくれます。

3　結果を確認する

先に挙げた問題のリストを見直し、現時点での不快さの度合いを記録します。おそらく、タッピングを行うごとに数値が減少していくことに気づくでしょう。映像を見ながらのタッピングを繰り返せば繰り返すほど、その結果も改善していきます。

手順はこれだけです！

望むような結果が得られないときは、下記の質問や「最高の結果を得るためのコツ」をご覧ください。

◉――シンプル・テクニックに関する質問とその答え

Q：シンプル・テクニックの手順はどのようにして発見されたのですか？

A：私が最初にこの方法に気づいたのは、ＥＦＴプラクティショナーたちのいくつもの報告がきっかけでした。クライアントと一緒にタッピングをすることで、彼ら自身の個人的問題も解消したという報告がたびたび繰り返されたのです。

私が最初に耳にしたのは、甲状腺機能が回復した人の事例でした。次に知ったのは、橋を運転することへの恐れが消え去ったという事例です。その後も、恐れ、不安、怒り、トラウマ、数多くの身体症状が大きく改善したという報告が、私のもとに集中的に寄せられました。

これらの報告の驚くべき点は、ＥＦＴプラクティショナーたちが自分自身の問題にタッピングを行ったわけではないということです。

彼らはクライアントと一緒に、一見するとまったく異なっているように思える問題にタッピングを行ったのでした。これは、素晴らしい発見でした。このことは、私たちの潜在意識が「(他の人の)恩恵を借りる」だけの知性を備えていることを意味しています。それによって、他の誰かとのセッションから、自分の問題との共通性を引き出したのです。私はこの出来事に、素晴らしい規則性があることに気づきました。そして、シンプル・テクニックの手順は、この素晴らしい出来事をあなた自身に再現させることができるのです。

Q：シンプル・テクニックは、なぜそれほど効果的なのですか？

A：画面に登場している現実のクライアントと一緒にタッピングを行うとき、あなたの潜在意識は画面上の人物の問題と、あなた自身の問題との類似性を見つけ出します。たとえあなたが、画面上のクライアントの問題が何なのかをまったく知らないとしてもです！

このことは、私たちの意識の背後でしばしば起こることであり、ＥＦＴが備える経絡バランスの回復という素晴らしい機能が働くことを可能とします。また、これはとても楽しい活動でもあります。なぜなら、私たちは（ＴＶを見るなどの）何らかの活動を楽しみながら、ＥＦＴの原理を自動的にその活動に組み込むことができるからです。

Q：画面上の人物は私とは異なる問題に取り組んでいるのに、本当にそこから恩恵を得ることができるのですか？

A：はい！　それは常に起こっています。たとえば、退役軍人のセッションを見ながら、家庭の主婦が一緒にタッピングを行ったとしましょう。退役軍人のセッションで取り扱われた悲嘆、恐れ、罪悪感、怒り、トラウマといった問題は、その女性の経験の中から共通する感情を浮かび上がらせるでしょう。このように、他の誰かの問題に集中するのは、心の働きとして自然なことであり、一般的には共感として知られています。シンプル・テクニックは、こうして関連付けられた感情やさまざまな身体症状に対応することができるのです。

時にあなたは、これらの問題が心に浮かび上がったり、何らかの不快感を感じることに気付く場合もあるでしょう。もし、それに気づかなかったとしても、意識の裏側でその問題は処理されています。では、あなたが良い変化を遂げていることを、どのように知ることができるでしょうか？　シンプル・テクニックを根気よく行い、あなたの問題の不快さを0～10のスケールで確認してください。

Q：この手順から期待できることはなんですか？

A：この手順を適切に行うことで、数多くの問題が少なくとも「明らかに改善」します。「完全な解消」に至る問題も少なくはないでしょう。どの問題が最も大きな変化を遂げるのかを、前もって予測することはできません。しかし、シンプル・テクニックでタッピングを行えば行うほど、その時間に見合った結果が得られるのは明らかです。

多くの人々が感情的負担の解消や、重い身体症状の改善（あるいは完全な解消）という結果を報告しています。その症状も、痛み、アレルギー、中毒的欲求などさまざまです。この手順を絶え間なく続けることで、大きな成果が得られることを期待できます。しかしそれは、あらゆる問題の解消、改善を保証するものではありません。

シンプル・テクニックが、正式なＥＦＴの手順と比べて綿密さに欠けることは明らかです。すぐに成果が出る問題もあれば、ある程度の時間がかかる場合もあるでしょう。ですから、より早い結果を望むのであれば、ＥＦＴに精通したプラクティショナーのセッションを受けるか、ご自身のために正式なＥＦＴの手順を学ぶことができます。これらが難しいようであれば、粘り強さと諦めない強さこそが、大きな変化をもたらす鍵となるでしょう。

参考までにお伝えすると、私はシカゴの聴衆五〇〇人を対象にこの手順を行い、そのうちの四九九人が何らかの印象的な変化があったと報告しました。しかしながら、これは必ずしもあなたにも同様の結果が出ることを保証するものではありません。あなたは何らかの異なる結果を得るかもしれませんし、何の成果も得られないという可能性もゼロではありません。

Q：この手順に関して、何か気をつけておくべきことがありますか？

A：シンプル・テクニックは比較的穏やかな手法であり、ほとんどの人にとって手軽に実行できるものです。しかし、場合によっては、ストレスとなっていた別の出来事を思い起こさせる可能性があります。さらに、（私の見積もりで）人口のおよそ三〜四パーセントの人々が、非常に繊細で扱いに注意すべき感情的・身体的問題を抱えています。

そのような問題には、いかなるヒーリングの取り組みも自分ひとりで行うべきではありません。そのような取り組みは、さらなるストレスや望ましくない結果をもたらす可能性があります。このような事態を避けるため、この手順に取り組むにあたって、ぜひとも資格を持った医療専門家にご相談ください。

◉――シンプル・テクニックから最高の結果を得るためのコツ

あらかじめ、ＥＦＴセッションの様子をインターネット上の動画で見ておいてください。そうすることで、あなたはベーシックレシピのタッピングポイントの位置を把握することができ、画面上の人物と一緒にタッピングを行うことが簡単になります。

・シンプル・テクニックで成果を出すために、必ずしもＥＦＴマニュアルを読む必要はありません。

・映像を見ていく中で、時にタッピングの方法が少し違っていたり、新しいタッピングポイントが使われていることに気づくことがあるかもしれません。これらの違いは、ＥＦＴをより洗練させた結果として現れるものであり、いまの段階ではその詳細について理解する必要はありません。

手順の多少の違いはあっても、そこから得られる結果は、自動的にあなたが行うシンプル・テクニックの結果に取り込まれます。あなたはただ、画面を見ながらタッピングを行うだけです。

・始めのうちは、画面の向こうで行われるタッピングのペースが早すぎて、一緒にタッピングすることが難しく思えるかもしれません。遅れても構いませんので、できる限り映像に合わせてタッピングを行ってください。

タッピングポイントに多少の抜けがあったとしても、このプロセスはあなたの問題に効果を発揮するでしょう。回数を重ねるにつれて、あなたはこのプロセスに熟練し、無理なく映像のタッピングのペースに付いていけるようになるでしょう。

・しっかりと時間を取って、問題のリストアップと0~10のスコア付けを行ってください。なぜなら、このステップこそがシンプル・テクニックの基礎となるからです。問題を投げやりに選んだり、適当にスコアを付けるのは避けてください。

・リストアップするときは、子供時代を振り返り、怒り、罪悪感、恐れなどを感じた出来事を思い出せる限り拾いあげてください。そして、それらの出来事を心のなかで再現し、いま沸き上がってくる感情の強さを0~10のスケールで測ります。その数値は過去にそれが起こったときの強さではなく、現時点で感じる強さです。

また、あなたの体をくまなくスキャンして、あらゆる痛みや不調などの身体症状もリストアップしましょう。問題はもれなくリストアップしましょう。問題が大きすぎると思えたり「無理だ」と感じるからといって、それらをリストから外さないでください。

・スコアを0~10のスケールで測れなかったとしても問題はありません。たぶんこれくらいだろうという値を推測してみてください。これらの推測は、多くの場合に驚くほど正確なものです。あなたはその感情を抑圧してきたかもしれませんが、その出来事について思い出したという事実自体が、その出来事に何らかの感情が残っていることを意味しています。それらの出来事については、シンプル・テクニックが効果を発揮するでしょう。

・あなたが望むだけ、いくつでもリストアップしてください。楽しみながら見つけ出しましょう。リストが大きいほど、シンプル・テクニックが効果を発揮する入り口が広がります。一〇個の入口よりも、五〇個の入口の方が広いのです。

・シンプル・テクニックを何度か行うことで、あなたがリストアップした問題は、次頁の表のように変化するかもしれません。しかし、この表はあくまでも一例に過ぎず、あなた自

問題	元の度合い 0-10	Session 1 0-10	Session 2 0-10	Session3 0-10
高いところへの怖れ	8	5	2	3
怒りっぽさ	10	10	5	2
テストへの不安	7	7	5	7
膝の痛み	9	2	0	0
消化不良	4	4	2	3
頭痛	6	3	2	1
イライラする	8	8	5	3

身の具体的な問題が同じような変化をするとは限りません。順調に変化する問題もあれば、大きな変化が見られない問題もあるかもしれません。

ぜひ、その違いに気づいてください。そうすることで、あなた自身の問題に関するシンプル・テクニックの有効性について、適切に判断するための全体像が得られるでしょう。

www.EFTUniverse.com のページには、無料のタッピング映像がいくつも紹介されています。それらの映像から、二人以上の人が一緒にタッピングしている映像を見つけ出してください。映像を見つけたら、そのセッションの最初から再生を始め、画面上のクライアントになったつもりで一緒にタッピングを行います。

映像の中で取り上げられている問題が、あなた自身の問題と異なっていても構いません。タッピングしていく中で、あなたは他の人の問題をきっかけとして、自分自身の問題が浮かび上がってくることに気づくでしょう。私たちの問題は、その核心部分において極めて類似しているのです。

タッピングで生じた変化が繊細なものであった場合、あなたはその変化にすぐには気づかないかもしれません。さらにあなたは、予期していなかった喜ばしい「副作用」的な変化を体験する可能性もあります。そのいくつかを見てみましょう。

・ジョー叔父さんの攻撃的な性格に、あなたは反応しなくなっているかもしれません。
・いつもよりリラックスしているようだと、周りの人々が言うかもしれません。
・ゴルフの腕前が上達するかもしれません。
・睡眠の質が向上するかもしれません。
・これまで以上に仕事を楽しんでいるかもしれません。
・ある特定の記憶に悩まされることがなくなっているかもしれません。
・何らかの身体症状の改善がみられるかもしれません。

それぞれのタッピングの前にリストアップした内容を読み返すことで、どんな問題について取り組んでいるのかをあなたの潜在意識に思い起こさせます。そうしたら、そのリストを脇に置き、とりあえずそれらの問題の存在を無視します。

タッピングの最中に、それらの問題に意識を向け続ける必要はありません。問題から意識を離しても、あなたの潜在意識は自らの賢さによってその問題を引き出し、意識の背後で処理してくれます。楽しみながら、ただタッピングを続けてください。それだけで、シンプル・テクニックは機能し続けます。

タッピングが終わったら、もう一度リストを確認します。それぞれの問題を心の中で再現し、いま感じている感覚の強さの変化を注意深く評価します。そして、変化のあるなしにかかわらず、その数値を記録しておきましょう。このようにして、タッピングのセッションとリストの確認を繰り返します。

シンプル・テクニックは、いつでも好きなときに行えます。毎日でも、毎週でも、どんな頻度で行っても構いません。一日にいくつかの問題に取り組んでも構いませんし、今日は半分だけにして、残りは明日に終わらせることもできます。すべてはあなたのスケジュール次第です。

数多くのセッション映像を使って、このシンプル・テクニックに取り組んでください。www.EFTUniverse.com のサイトには、一つ以上のセッションを収録した数多くの映像資料や書籍があります。これらの資料は、あなたが選んだ問題に関して、バラエティーに富んだ印象的な視点を提供してくれます。そして、この取り組みは、あなたとその家族に対して、生涯を通じたヒーリングの可能性を明らかにしてくれるのです。

もっとも重要なのは、この取り組みを楽しむことです！　ＥＦＴは複雑なものでも、難しいものでもありません。そして、必要以上に深刻になることもないのです。あなたは、ＥＦＴの書籍や参加したセミナーをはじめとして、ＥＦＴセッションの映像でも、思わず吹き出すような瞬間を数多く体験するでしょう。

付録C

EFT フローチャート

　この図は、EFT を行う際の流れを示したものです。この図を見ることで、あなたはいま自分が全体の手順のどこにいるのかを知ることができます。そして、この手順を何度か繰り返せば、EFT を生まれついての習慣のように使うことができるでしょう。

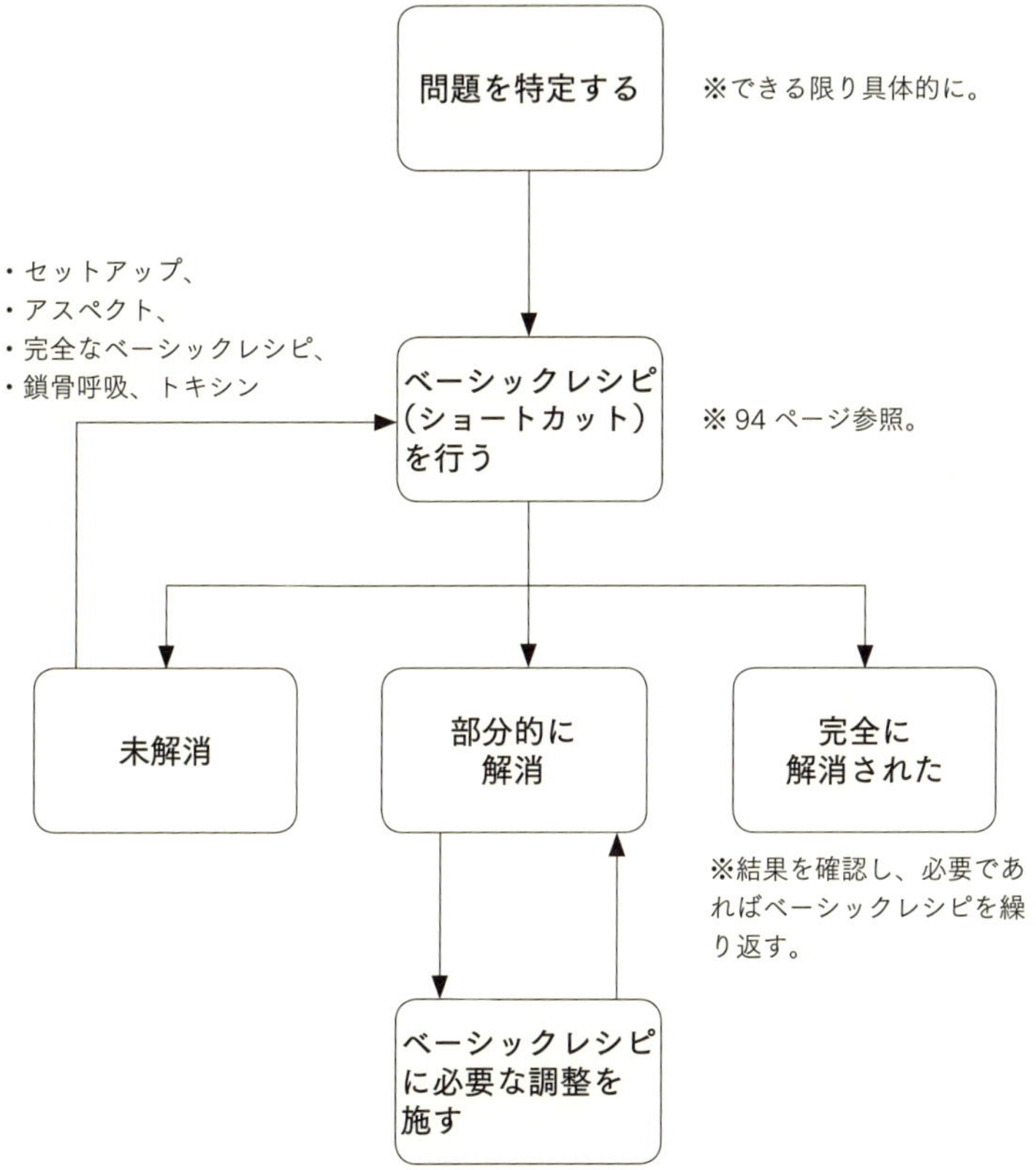

訳者あとがき

この本を手にとってくださって、ありがとうございます。読者の中には、ＥＦＴをよくご存じの方もいらっしゃれば、今回初めて目にされる方もいらっしゃると思います。そこで、あとがきとして、ここではこの本の特徴と、私自身とＥＦＴの関わりについてお伝えしたいと思います。

■本書の特徴

本書の大きな特徴の一つは、ＥＦＴ（とツボの働き）に関する科学的な知見が盛り込まれていることです。これらの情報は原著の第二版（アメリカで二〇一一年三月に出版）で追加されたもので、おそらく日本語で紹介されるのはこの本が初めてなのではないかと思います。

ＥＦＴやツボの刺激に関するさまざまな研究結果や脳の仕組みに関する情報を知ることで、

私はＥＦＴを行う上での自信と説得力を持つことができました。

もう一つの大きな特徴は、ＥＦＴの手順がもつ意味合いが丁寧に解説されているということです。この記述はＥＦＴ開発者ならではのもので、これを読むことで「手順をどう行うのか？」だけでなく、「なぜ、それを行うのか？」という理由（手順の意味）を理解することができます。

そして、手順の意味が理解できれば、自分の必要に応じてＥＦＴの手順をアレンジしたり、柔軟に他のテクニックと組み合わせることができるようになります。これによって、ＥＦＴは単なるツールという枠を超えて、新しいツールを生み出す基盤となります。ぜひ、あなたにとって最高に効果的な、あなただけのＥＦＴを探求してください。

そして、もう一つ。この本には、ＥＦＴを効果的に用いるためのアドバイスが随所に盛り込まれています。「具体的であること」、「心理的逆転」などのポイントは、私も実際のセッションの現場で、その重要性を痛感しています。ＥＦＴをやっているけれど、「いまひとつ、効果がわからない」と感じておられるとしたら、ぜひ、本書の隅々にまで目を通してみてください。きっと、目からウロコのヒントがみつかります。

■私自身とＥＦＴの関わり

私自身が、「これは面白そうだ」と二〇〇四年にEFTを学び初めて、もう七年になります。初めは自分でタッピングを行うだけだったのですが、いまではEFTを広くお伝えする側となりました。この間にも、心と体のつながりという点でさまざまな体験をしたのですが、なかでも次の出来事は強く印象に残っています。

EFTを知ってから一〜二年後のある日、EFT-Japan代表のブレンダさんのセッションを受ける機会がありました。詳細な流れは憶えていないのですが、一時間ほど経ってからでしょうか、これまで意識すらしていなかった奥底の感情の塊《かたまり》が浮かび上がってきました。それは、悲しみ、怒り、憎しみなどがない混ぜになった、まさしく「塊」としか呼べないものでした。半ば圧倒されながらも、ブレンダさんのサポートを得ながらタッピングを続け、その塊は汗と涙と少しのハナミズとともに流れ去っていきました。

セッションが終わり、「フゥ」っと一息ついてしばらくすると、自分の頬と口の周りの筋肉がカチカチにコリ固まっていたことに気づきました。どうやら、私の顔には何年、何十年と「笑い」の表情が張り付いていたようでした。自分の深い心の奥にある敵意や悲しみ。それを表に見せないため、知らないうちに笑いの仮面を付け続けていた私は、それがなくなって初めて仮面を付けていたことに気づいたのでした（もちろん、いつもこんなにヘビーなセッションばかりではありません。ご安心を……）。

ＥＦＴを行うということは、とりもなおさず「いま、自分は何を感じているか？」に目を向けるということであり、ＥＦＴを習慣にするということは、「自分が何を感じているか？」に目を向けることを習慣にするということです。私はいまでも、タッピングをしていて「あ、そんなふうに思っていたのか！」と気づくことがしばしばです。

私たちは、何気ない一言を笑って聴きながら、気づかないうちに泣いています。誰かにきつい言葉を投げかけながら、心の中では自分を叩いています。そして、そのすべてを飲み込む強さと、そうしながらも他の人を気遣う優しさを持っています。ＥＦＴを続けることで、私は自分の気持ちに目を向ける時間が多くなり、心の動きを以前よりも理解できるようになりました。平たくいうと、自分と「仲良くなる」ことを続けてきたような気がします。そして、なによりも自分を責めることがほとんどなくなりました（これは、歳をとって面の皮がぶ厚くなっただけではないようです）。

人生の大きな問題にＥＦＴを用いるのは、もちろん素晴らしいことです。そして、それと同時に、日常のちょっとしたことにもＥＦＴを行って、ぜひ自分自身に目を向け（話しかけ）ていただきたいと願っています。なんといっても、使うのは二本の指だけです。そのうちに、利き手がいつの間にか動くようになります！

編集担当の江坂さん、監訳を行ってくださったブレンダさん、今回も大変お世話になりました。おかげさまで、ステキな本ができあがりました。また、本の製作に携わってくださったみなさん、イラスト、デザイナーの方々、営業、書店の方々、本の流通に携わってくださった方々、そして、ＥＦＴ開発者のゲアリー・クレイグ氏に心から感謝いたします。ありがとうございました。

シンプルな人と人とのつながりは、これからもとても重要なものになっていくでしょう。現実にいまを生きる存在として、心から「大好きと言える自分」に還るためにこの本が少しでもお役に立つのであれば、翻訳者としてこれほど嬉しいことはありません。

二〇一一年　吉日

山崎直仁

【著者紹介】**ゲアリー・クレイグ**（Gary Craig）

スタンフォード大学でエンジニアリングを修めた後、TFT（思考場療法）の創始者ロジャー・キャラハン氏に学ぶ。1996年にEFTを開発。著作多数。

■ www.EFTUniverse.com

＊

【監訳者紹介】**ブレンダ**（Brenda）

EFT-Japan代表。1999年に臨床催眠療法士としてセラピーの世界に入り、2004年よりEFT-Japan代表として日本を中心に活動中。

現在、EFT（感情解放テクニック）そして「引き寄せの法則」を通して、「人は自分の思い通りに人生を創造していける」「問題・悩みを解決する力はすべての人にすでに備わっている」とのメッセージを、セミナーや講演、インターネット等で配信。自分自身に備わっている力の存在に気づき、望む未来を自由に創造できるよう導いていくその方法は、多くの人に支持されている。

著書に『すべての望みを引き寄せる法則』『引き寄せの法則・実現ノート』（春秋社）、『あなたの望みを世界一早くかなえる本』（三笠書房）、『こころにタッピング』（BABジャパン）など多数。

＊

【訳者紹介】**山崎直仁**（やまさき・なおひと）

一般社団法人タッピングセラピスト育成協会 代表。EFT-Japanインストラクター。TA教育研究所研究員、産業カウンセラー。2004年よりブレンダ氏に師事しEFTを学ぶ。以来、感情をケアするツールとしてのEFTが持つ強力さとシンプルさを身をもって体感している。現在、EFT-Japanインストラクターとして、セミナーや個人セッションなどを通じたEFTの普及、および個人の可能性の探究に力を注いでいる。

訳書に『ザ・モーゼス・コード』『古代ハワイアンの教え　フナ：三つの自己に秘められたギフト』（共に監訳ブレンダ氏、春秋社）がある。

■ EFT-Japan公式ホームページ　http://www.eft-japan.com/

The Japanese edition was published by Shunjusha Publishing Company by arrangement with Elite Publishing/Energy Psychology Press, Santa Rosa, California, USA through The English Agency (Japan) Ltd.

1分間ですべての悩みを解放する!
——公式 EFT マニュアル

2011年7月20日　初版第1刷発行
2024年5月10日　　　第9刷発行

著　者————ゲアリー・クレイグ
監訳者————ブレンダ
翻訳者————山崎直仁
発行者————小林公二
発行所————株式会社 春秋社
〒101-0021　東京都千代田区外神田 2-18-6
Tel　03-3255-9611
03-3255-9614
振替　00180-6-24861
https://www.shunjusha.co.jp/
装　幀————岩瀬　聡
印刷・製本——萩原印刷株式会社

ISBN 978-4-393-36515-1

R・テムズ／浅田仁子訳

タッピング入門

シンプルになった〈TFT&EFT〉

2420円

からだの疲れや病気に何故か「ツボ」が効くように、心の痛みにも効く「ツボ」がある。トントンと叩くだけでなおると評判の新療法を実践的に紹介、薬箱に一冊どうぞ。

C・アンドレアス、T・アンドレアス／穂積由利子訳

コア・トランスフォーメーション

癒しと自己変革のための10のステップ

3740円

自分の欠点や問題を排除するのではなく、問題そのものを利用して、天真爛漫な心の本然、古今東西の宗教家が求めてきた愛と安らぎの境地に人を導く画期的な心理的技法。

R・デイルツ、S・ギリガン／
橋本敦生監訳／浅田仁子訳

NLPヒーローズ・ジャーニー

3740円

苦難を引き受けるとき，かけがえのない「英雄の旅」は始まる—ベイトソンとエリクソンに学んだ二人の著者が共同開発したワークショップを完全収録。帰郷に至る旅の軌跡。

S・W・ポージェス／花丘ちぐさ訳

ポリヴェーガル理論入門

心身に変革を起こす「安全」と「絆」

2750円

常識を覆す画期的理論、初邦訳。哺乳類における副交感神経の二つの神経枝とトラウマやPTSD、発達障害等の発現メカニズムの関連を解明、治療の新しいアプローチを拓く。

大住誠、朝倉新

積極的に治さない瞑想箱庭療法

2750円

心理療法に伴う侵襲性という副作用に注目し、瞑想を取り入れることで、治療者が積極的に治そうとしない、患者の自然治癒力を活かす、画期的な箱庭療法の理論と実践。

室城隆之

「生きづらさ」を手放す

自分らしさを取り戻す再決断療法

1980円

今の自分にふさわしい「再決断」をし、苦しみや生きづらさの元である「脚本」から自由になる道を探る。交流分析とゲシュタルト療法を融合した再決断療法、初めての入門書。

長谷川淳史

腰痛は〈怒り〉である

[普及版]

1430円

腰痛は不快な感情との直面を避けるために生じる心身症である、とのTMS理論をわかりやすく解説したベストセラー。本を読んで理解すること自体が治癒をもたらします。

※価格は税込（10%）